OHSAMA BUNKO

ねじ子の
人が病気で
死ぬワケを考えてみた

森皆ねじ子

JN102874

三笠書房

はじめに

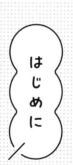

こんにちは。
医者でマンガと文章もかいている、
森皆ねじ子と申します。

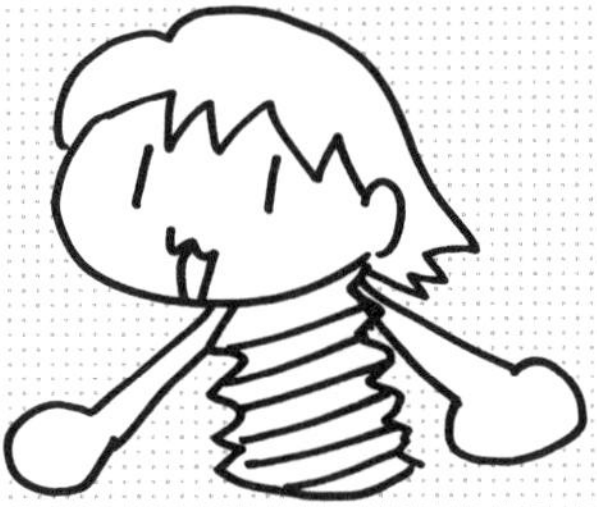

この本では、
医者から見た病気のみかた……
というか、

人はなぜ病気になって、
それをこじらせて
死んでいくのか
……をかいていこうと思います。

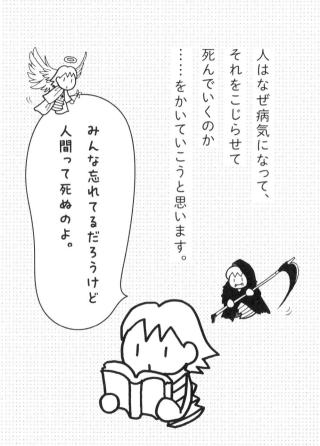

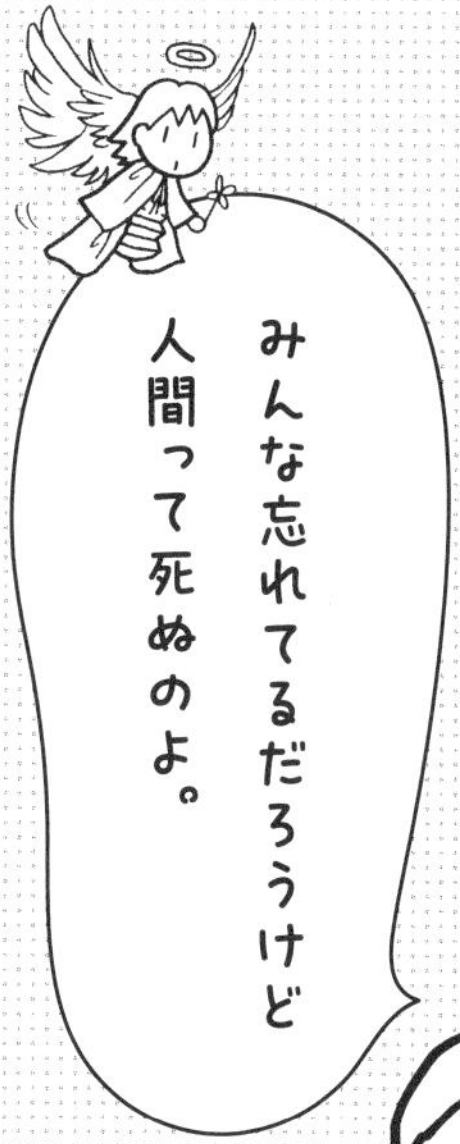
みんな忘れてるだろうけど
人間って死ぬのよ。

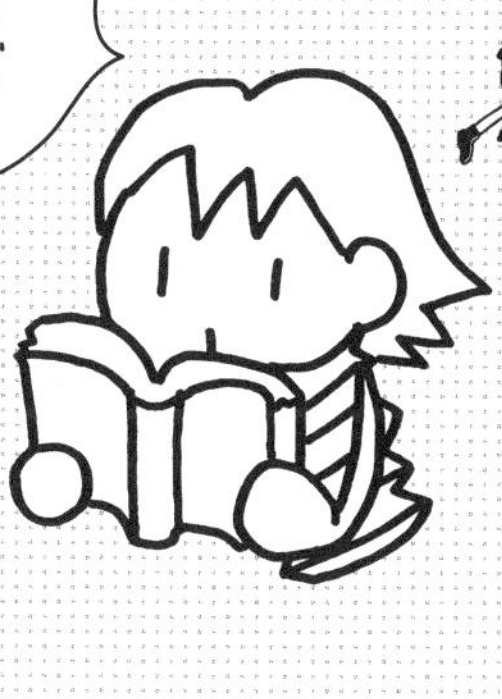

皆さんの身近には「死」って
ほとんどありませんよね。
死体が目に入ることもない。
どこか遠い話で
実感のないものでしょう。

病院ではよく、
「日本人って自分は死なないと
思っているよねー」
なんて話も出ます。

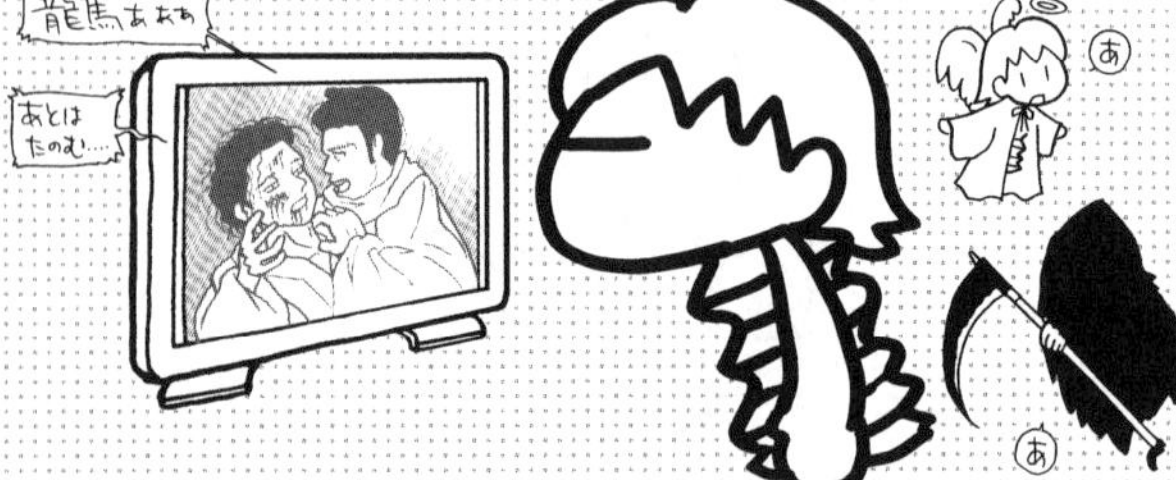

でも人間は、
いつか必ず死にます。

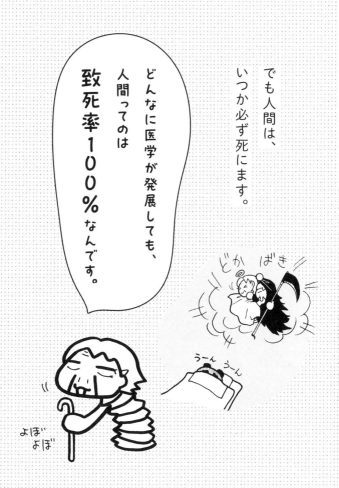

どんなに医学が発展しても、
人間ってのは
致死率100%なんです。

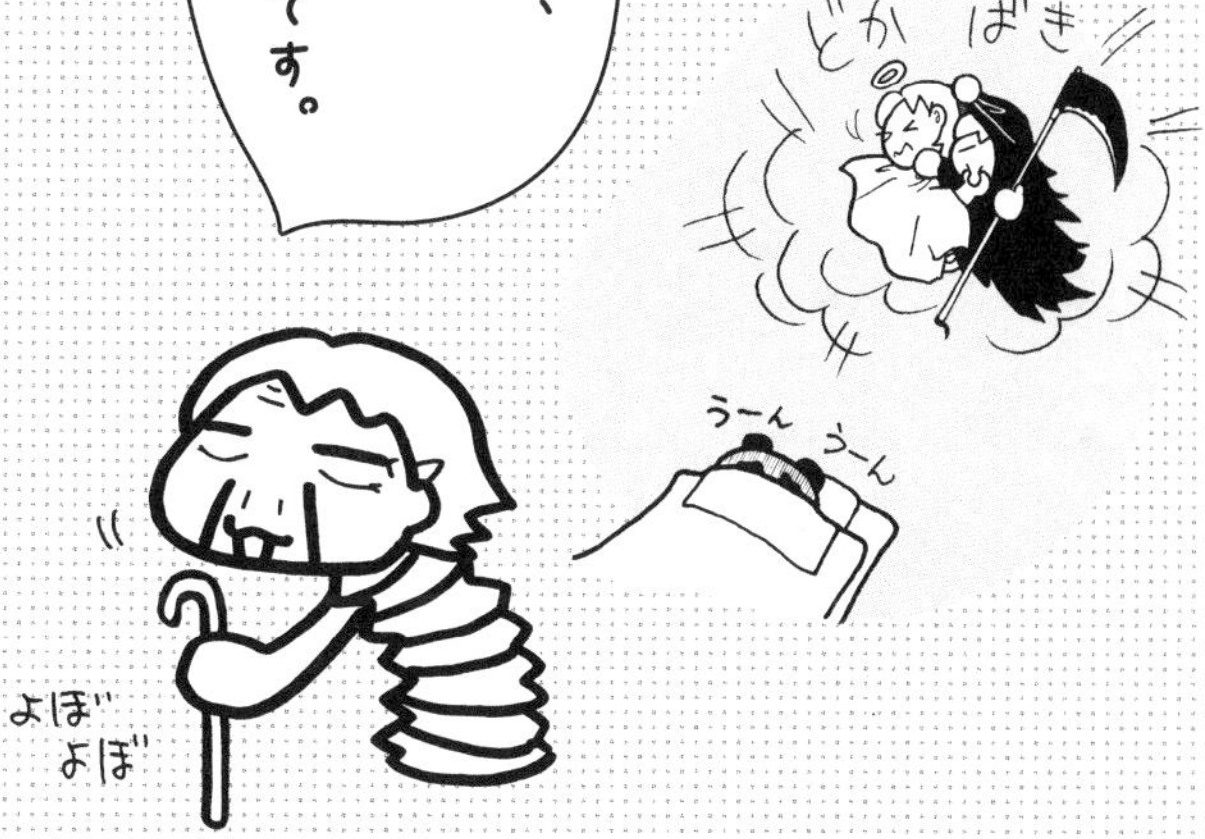

今まで息をしていた人が
しなくなる。
今まで動いていた人が
動かなくなり、
どんどん冷たくなっていく。

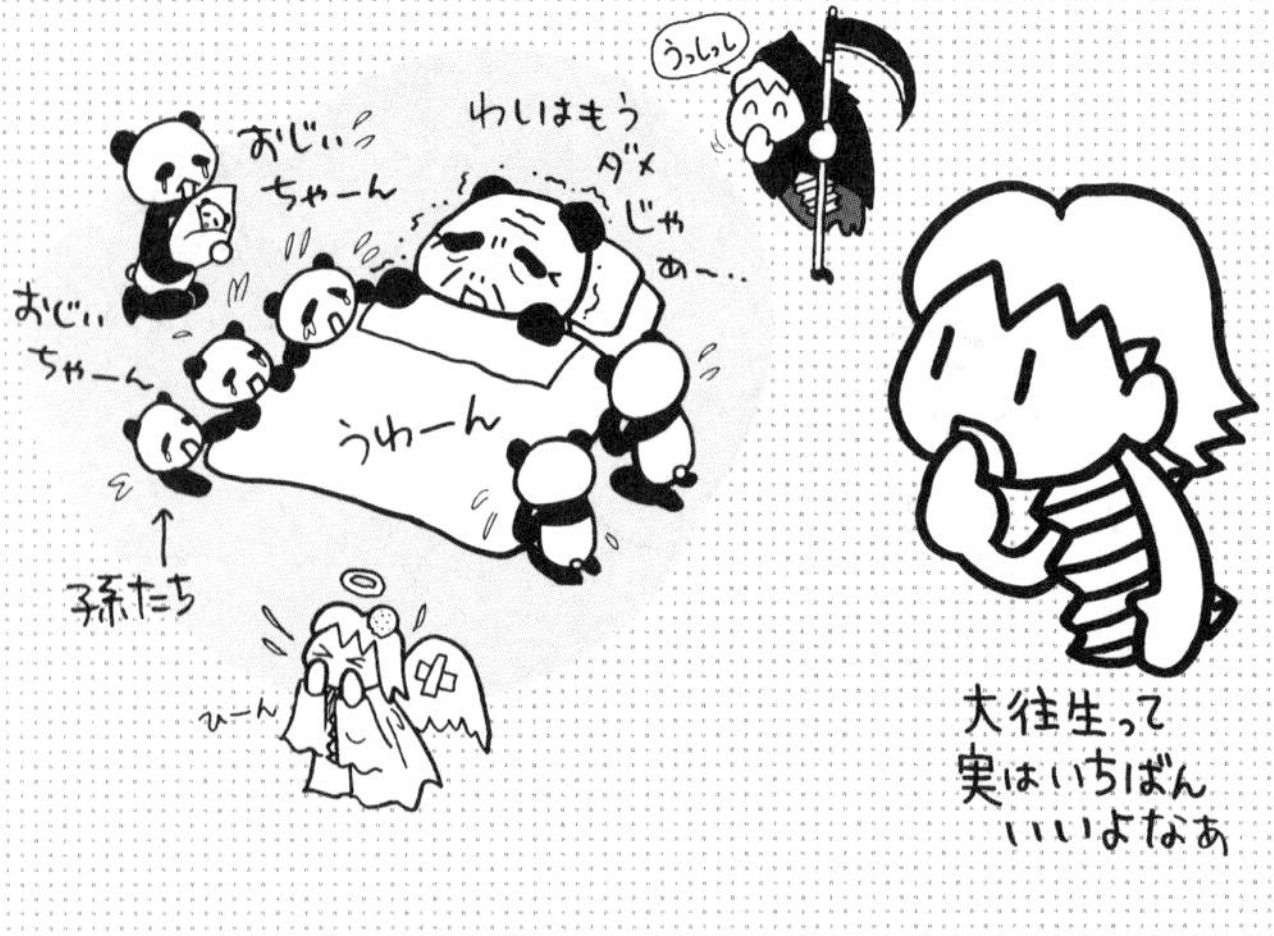

それがどんなふうに
我々の身に迫ってくるのか、
科学的にわかるように
この本をかきました。

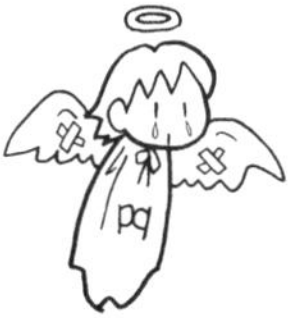

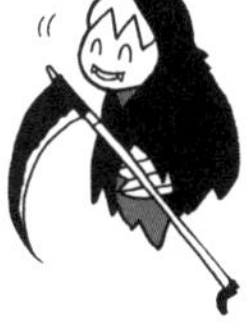

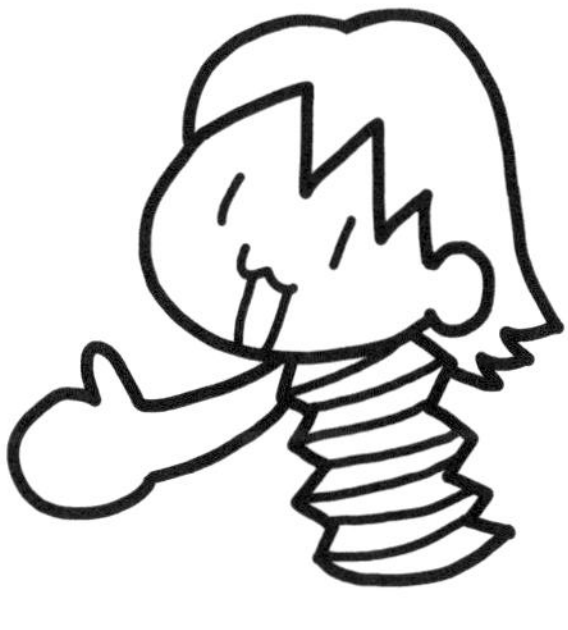

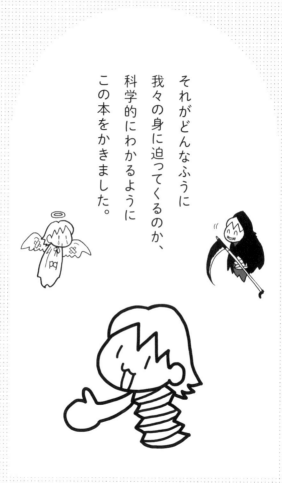

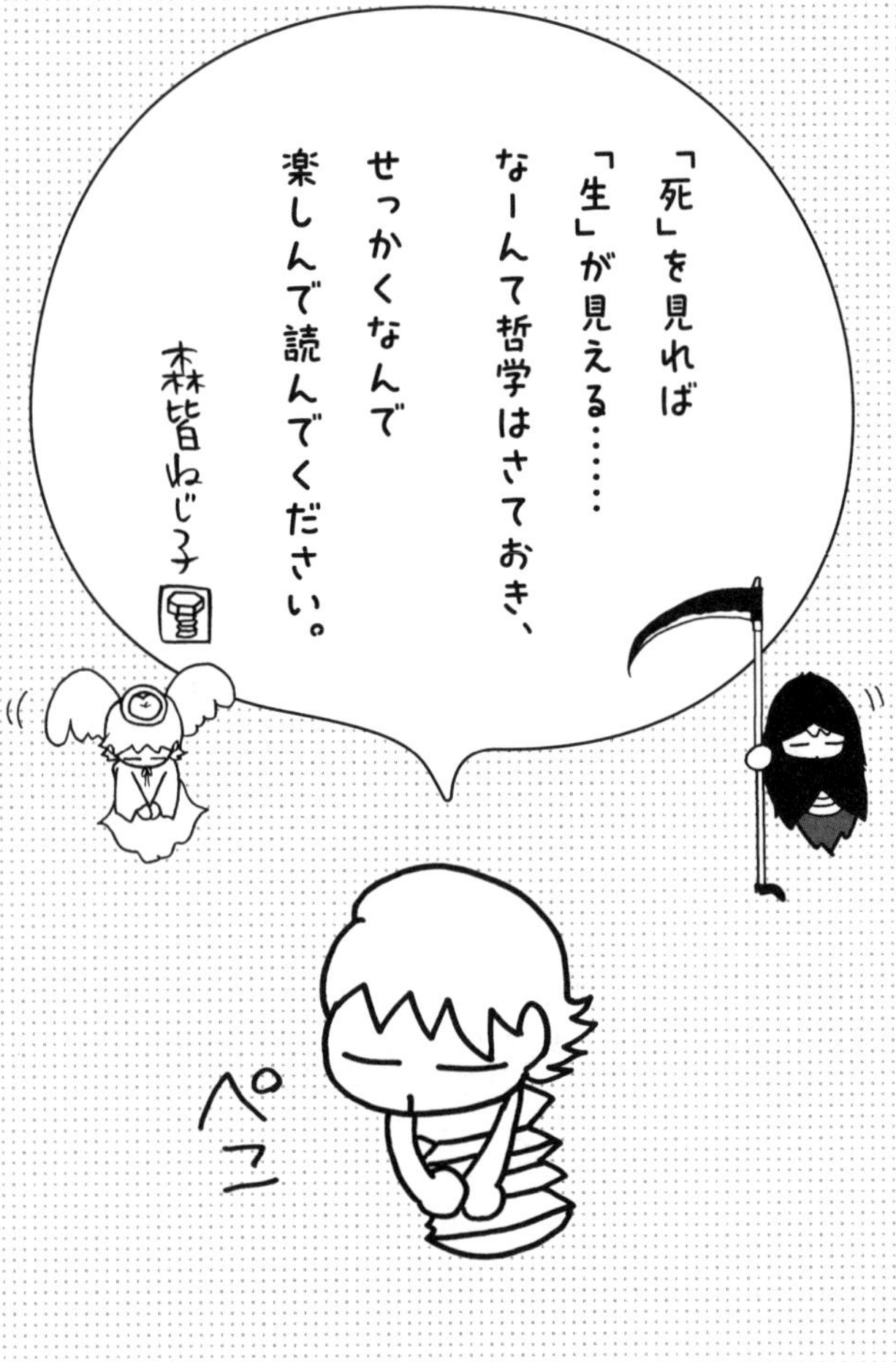
「死」を見れば
「生」が見える……
なーんて哲学はさておき、
せっかくなんで
楽しんで読んでください。
森皆ねじ子
ペコ

もくじ

2章

「感染症」その②

「ウィルス」に寄生されて死ぬということ

……ワクチンで予防すればパンデミックも阻止！

3章 がん

「自分自身」に殺されて死ぬということ

……「DNAのコピペミス」がすべての始まり

4章

生活習慣病

「日ごろの不摂生」がたたって死ぬということ

……「血液ドロドロ&血管ボロボロ」の行きつく先は――

Column

本文イラストレーション　森皆ねじ子

序章

人はなぜ病気で死ぬのか

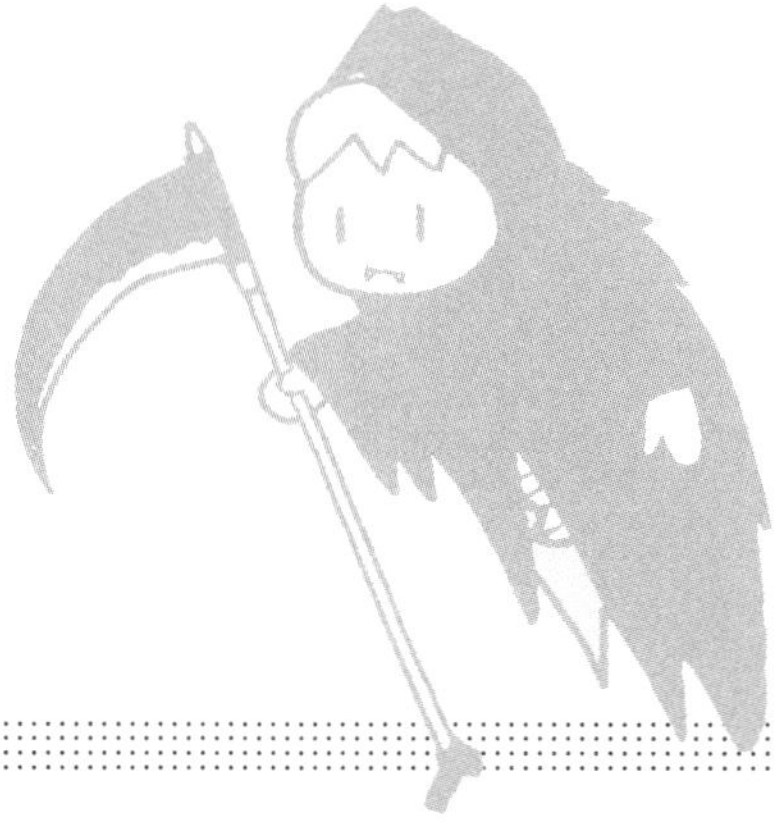

人間は昔からさまざまな原因で死んできました

古くは結核（新撰組の沖田《おきた》総司《そうじ》がかかったやつ）、ペスト（ネズミの死んだ街から逃げろ！　ってやつ）、コレラ（米のとぎ汁みたいな下痢《げり》が止まらないやつ）など、昔は「流行り病《やまい》」、つまり**感染症**で老いも若きも、山ほどの人がガンガン死んでいました。

１９５０年、戦後すぐの日本の死因ＴＯＰ３が、結核や肺炎、胃腸炎などの**感染症**と、**生活習慣病**、そして**がん**。これらが死因全体のおよそ半分を占めていたのです。

古くは

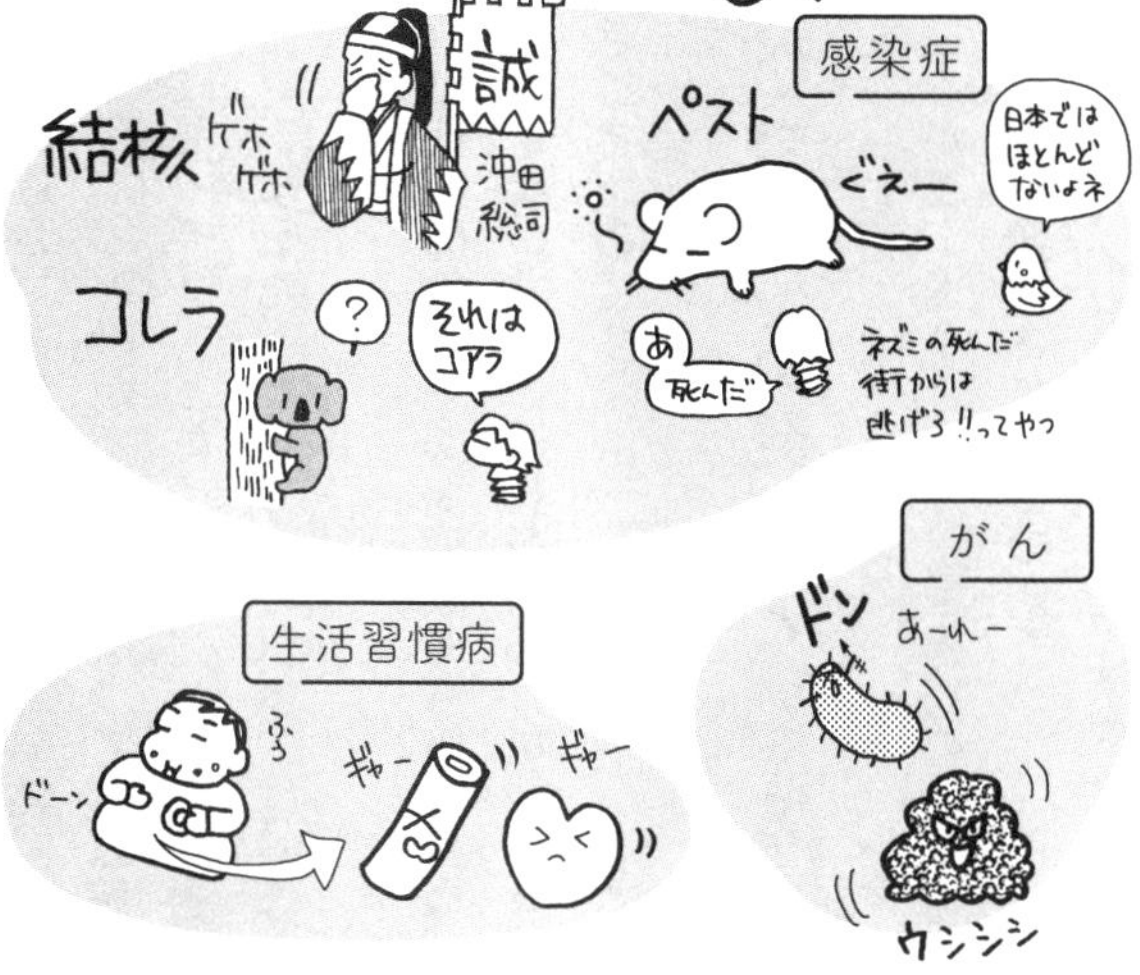

感染症
結核
ゲホゲホ
誠
沖田総司
ペスト
ぐえー
日本ではほとんどないよネ
コレラ
?
それはコアラ
あ
死んだ
ネズミの死んだ街からは逃げろ!!ってやつ
生活習慣病
ドーン
ギャー
ギャー
がん
ドン
あーれー
ウシシシ

▷1950年（戦後すぐ）の日本人の死因TOP3

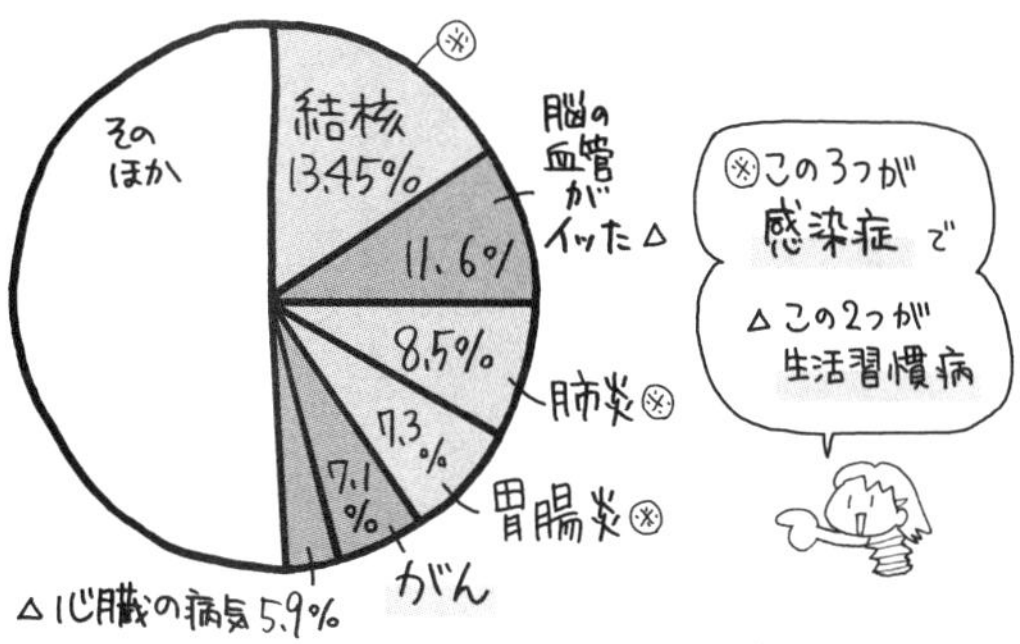

※
結核13.45%
脳の血管がイッた△
11.6%
8.5%
肺炎※
7.3%
胃腸炎※
7.1%
がん
△心臓の病気5.9%
そのほか
※この3つが感染症で
△この2つが生活習慣病

感染症のなかでも最も多かった**肺結核**、次いで多かった**肺炎**は、どちらも肺が細菌でやられて、呼吸ができなくなって死ぬ病気です。

ほかにも、チフスとか、赤痢《せきり》とか、梅毒《ばいどく》とか、ハンセン病などでも、人がバタバタ死んでいました。どれも今の日本では、ほとんど見ない病気になりましたよネ。

流行り病＝感染症で40〜50歳くらいで死ぬ。生活習慣病が発症するまで、とても長生きできない。……それが、25万年続く人類の歴史でした。25万年間、そうやって生きてきたのです。

「ペニシリンの発見」という革命後に何が起きた？

ところが……1928年、世界初の抗生物質、つまり細菌を殺すおくすりである**ペニシリンが発見される**のです!!

すると、「バイ菌による病気がほとんど治せるよー」となり（やった!!）、感染症

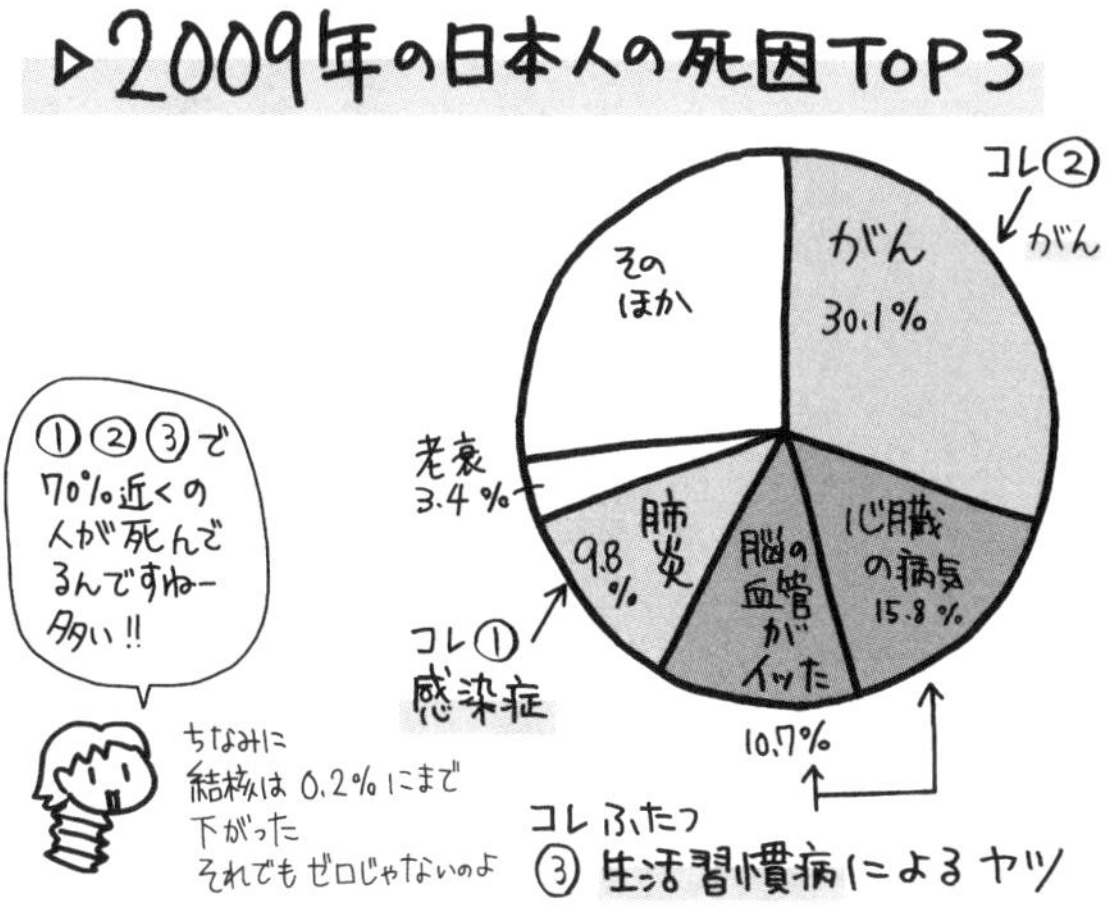
▷2009年の日本人の死因TOP3
コレ②
がん
がん
30.1%
そのほか
老衰
3.4%
肺炎
9.8%
脳の血管がイッた
10.7%
心臓の病気
15.8%
コレ①
感染症
コレふたつ
③生活習慣病によるヤツ
①②③で70%近くの人が死んでるんですねー
多い!!
ちなみに結核は0.2%にまで下がった
それでもゼロじゃないのよ

で死ぬ人は激減。日本人の寿命は格段にのびました。

そして、日本（ていうか先進国）で、人が死ぬ病気のメインは、「感染症（①）」から、細胞分裂の失敗である「がん（②）」、長生きすることによる血管の経年劣化である「生活習慣病（③）」に変わっていきます。

2009年の日本人の死因を見ると、感染症、がん、生活習慣病で、70%近くの人が死んでるんですねー（多い!!）。

よって、今回は日本人の死因で多い

①感染症
②がん
③生活習慣病

の3つについて、順番にとりあげていきます。
事故や自殺や突然の死亡（出血多量とか）については、今回は割愛しますので、
それらはまたの機会にネ！

Column

医療がなかったら「人間の一生」はこんなもん

令和の時代（2021年時点）、日本人の平均寿命は男性で81・47歳、女性で87・57歳になりました。昭和時代、戦後すぐ（1947年）は男性50・06歳、女性53・96歳だったので、その間だけで30年ものびています。

さらに、大正時代は男性42・06歳、女性43・20歳と、令和初期のおよそ半分です。

それより前はどうだったのでしょう。

人骨から計算したデータになりますが、江戸時代の日本人の平均寿命はなんと20・3歳（江戸時代のお寺の宗門《しゅうもん》改帳《あらためちょう》データによると35歳前後という説も）。ただし、このころは赤子が生まれてすぐにバタバタと死ぬので平均寿命を下げていま

※日本人の平均寿命

	♂	♀	
縄文時代	14.6		歳
江戸時代	20.3		歳
大正時代	42.06	43.20	歳
昭和（戦後すぐ、1947）	50.06	53.96	歳
令和（2021）	81.47	87.57	歳

す。生き延びて大人になった人は、20歳よりもずっと長く生きたはずです。20歳ピッタリで死ぬ人が多かったわけではありませんよー。

ちなみに、縄文時代も乳児の死亡率が高かったため、平均寿命は14・6歳。15歳まで生きた男女の平均余命（つまり、あとどのくらい生きるか）は、男性16・1年、女性16・3年でした。

つまり、縄文時代の大人はだいたい31歳くらいまで生きたことになります。

医療がなければ人間の一生の長さはそんなもんなのです。

1章

「感染症」その①

「細菌」にパラサイトされて死ぬということ

……「抗生物質」がない時代は連戦連敗だった！

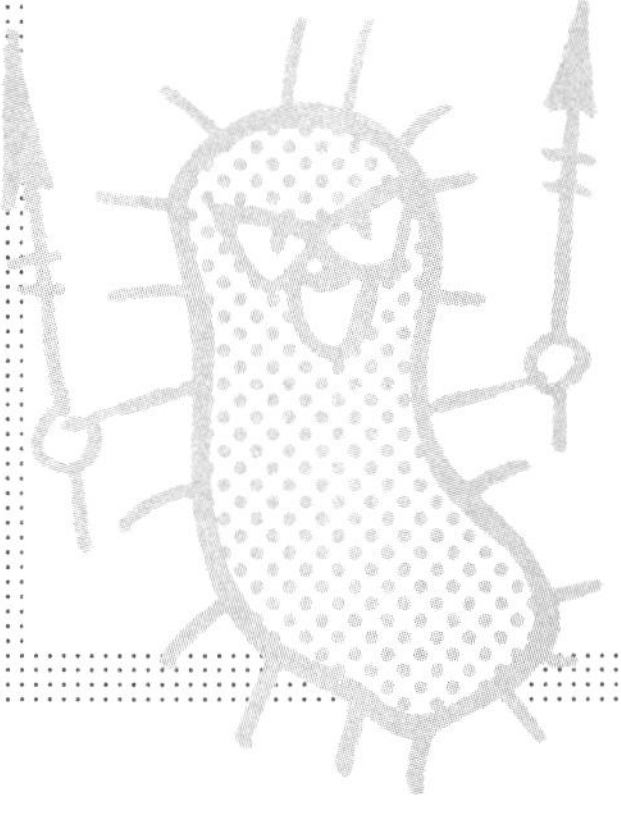

人にパラサイトしている「ちっさい生物」

私たち人間は、実は多くの生物にパラサイト、つまり**寄生**されています。
大腸菌のような「細菌（バクテリアともいうよ）」、水虫やカンジダなどの「カビ」。ほかにも、次章でくわしく見る「ウィルス」や「原虫」、それらよりもっとでっかいサナダ虫や回虫など……。

菌とかカビとかいうと、なんでも毛嫌いされがちですが、実際は、
ほとんどが害のないものです。

細菌（バクテリアともいう）大腸菌とか

1μm

μ＝マイクロ
1mmの1/1000

カビちゃん

水虫
カンジダetc

10μmくらい

ウィルス

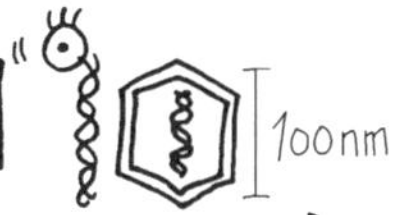

100nm

n＝ナノ
1μmの1/1000

原虫

20μm
くらい

もっとでっかいの

サナダ虫とか
回虫とか
ニキビダニとか
他いろいろ

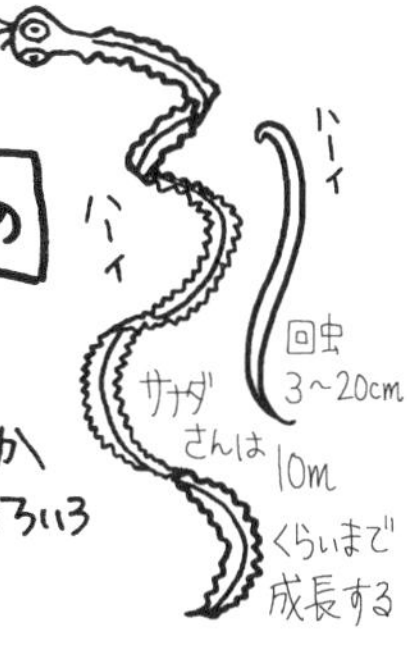

ハーイ
ハーイ
回虫
3～20cm
サナダさんは10mくらいまで成長する

奴らだまってるだけで
いっぱいいます

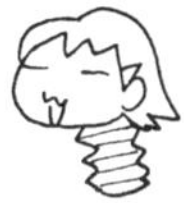

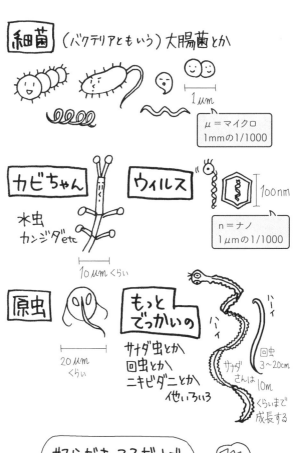

むしろ病気を起こす悪い微生物（病原性微生物、この本では**バイ菌**と呼びます）から人間を守ってくれる**善玉**の微生物ばかりです。

こいつら善玉菌と一緒に、人類は何十万年と暮らしてきました。ある意味、何万匹もの微生物にナチュラルに寄生されながら、人間はずっと生きているのです。

◯宿主を殺すようではヒモとして失格!!

どんなヒモ野郎でも、一緒に暮らすのであれば**共存共栄**したほうがお互いよっぽどいい暮らしができるというもの。人間のヒモと一緒です。

パラサイトした上にパラサイトした宿主を殺してしまうようなヤツは、**ヒモとしてまだまだ未熟**といえます。

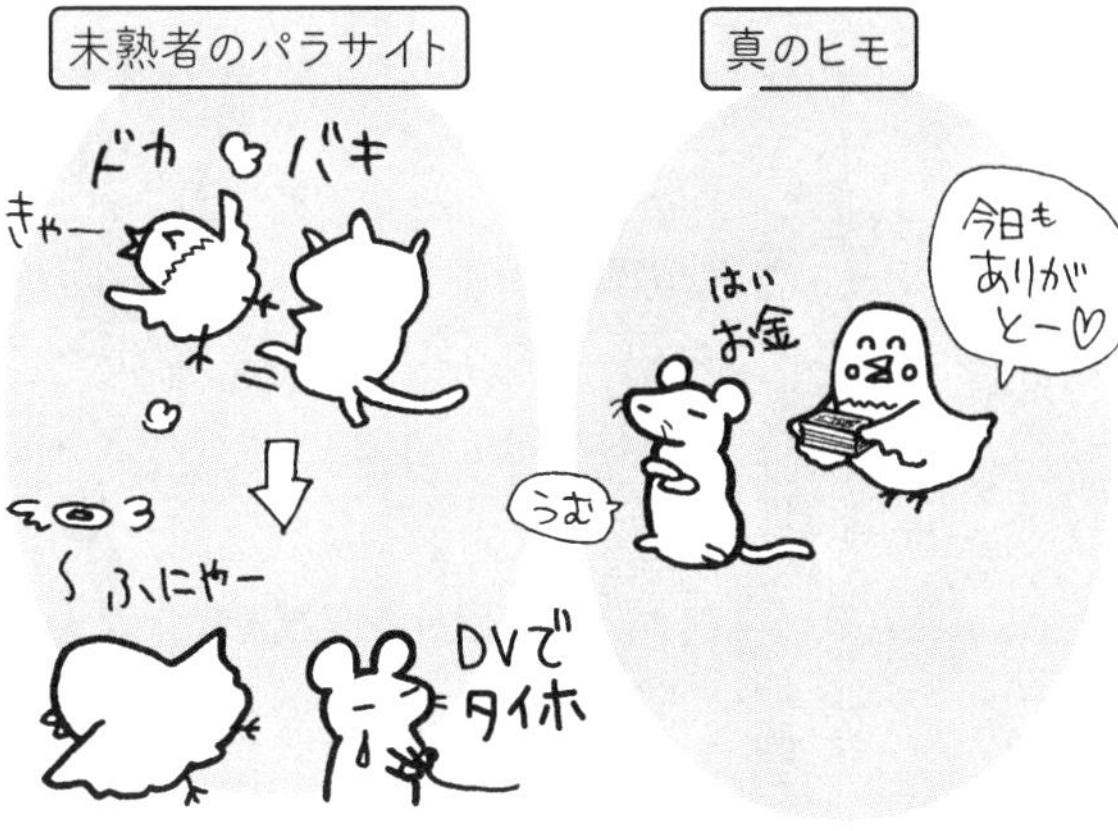
未熟者のパラサイト
ドカ
バキ
きゃー
ふにゃー
DVでタイホ
真のヒモ
今日もありがとー
はいお金
うむ

（真のヒモは、女性に多額の金を貢《みつ》がせた上に、その女性に**感謝される**もんですよネ）

共存共栄をしきれていない**未熟者のパラサイトどもが病気を引き起こす「バイ菌」、つまり病原性微生物**だといえます。

そいつらが、宿主である人間の体の中で大暴れした状態が**感染症**です。

その状態になった場合、「完全に家から追い出す」or「うまいこと共存の道を見つける」必要があります。

どちらかができないと、そのうち人が死にます。

「体に侵入したバイ菌」vs「白血球戦隊」の熱き戦い

では、バイ菌がついて死ぬ、とはどういうことでしょうか。

たとえば戦争中によくある**刀傷《かたなきず》や、銃弾がかすった傷で死ぬ**例を考えましょう。

まず、皮膚の上には**フツーの菌**も、**バイ菌**も、**いい菌**もいっぱいいます。でも皮膚って、ぶ厚くって頑丈。だから菌たちは、その皮膚バリアによってなかなか体の中には入れません。

皮膚に**傷**ができると、バイ菌のくっつく**「とっかかり」**ができます。そして、そこから体の中に入ったバイ菌が**繁殖**していくのです。

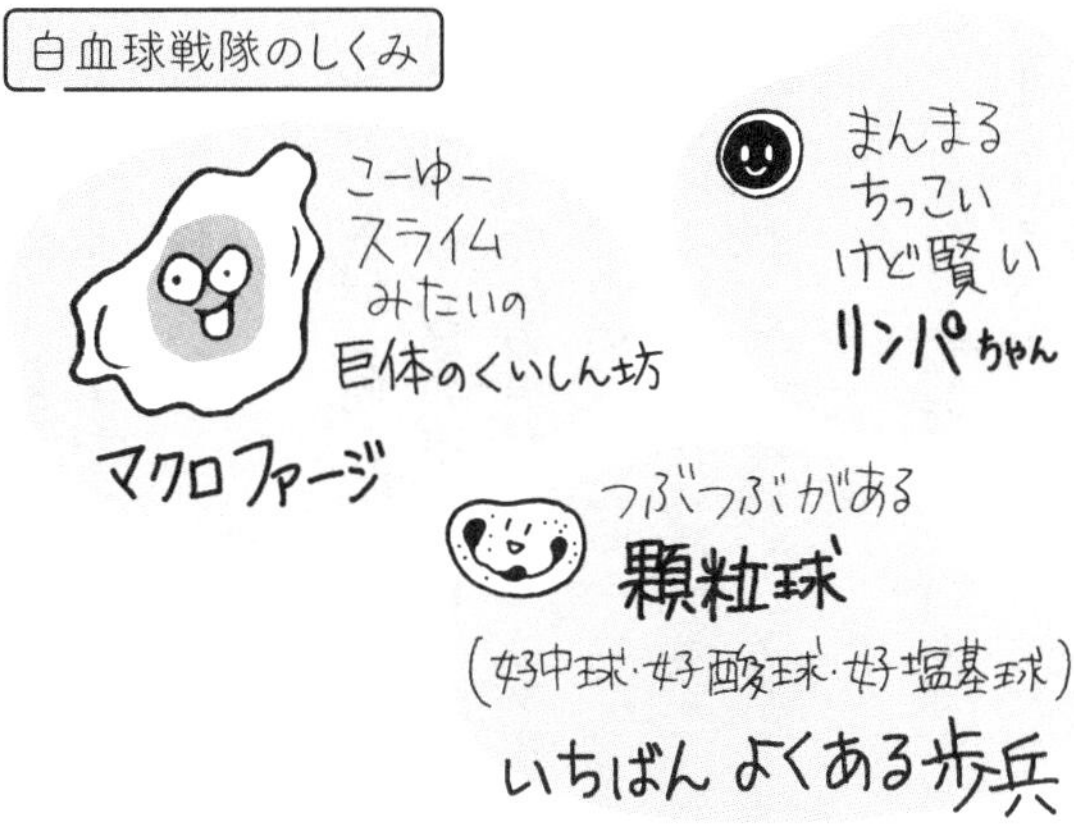
白血球戦隊のしくみ
こーゆー
スライム
みたいの
巨体のくいしん坊
マクロファージ
まんまる
ちっこい
けど賢い
リンパちゃん
つぶつぶがある
顆粒球
（好中球・好酸球・好塩基球）
いちばん よくある歩兵

そこで、バイ菌を殺そう＆食おうとして、体の中の**白血球戦隊**が**ズザァーッ!!** と集まってきます。

バイ菌と戦う戦争が始まるぞー！

◯「白血球戦隊」が「バイ菌」をやっつけるしくみ

白血球戦隊は、見た目で3種類に分けることができます。

スライムみたいな巨体のくいしん坊「**マクロファージ**」、まんまるでちっこいけど賢い「**リンパ**」ちゃん（リンパ球）、そして一番多い、いわば将棋でいう〝歩兵《ふひょう》〟の「**顆粒球**《かりゅうきゅう》」です。

これらが、**①無差別にとって食う殺りく部隊**と、**②化学的に液体で殺す特殊部隊**の2つの部隊に分けられ、互いに連絡を取り合って協力してバイ菌をやっつけているんですね。

殺りく部隊（特に、顆粒球の一種、好中球《こうちゅうきゅう》くん）は、バイ菌を食べます。するとバイ菌が白血球の中で死ぬ、そして白血球も一緒に死ぬ、ということが起こります。白血球の死骸の山がたまってプールみたいになると膿《うみ》になるわけですね。

さらに、そのうちのマクロファージは**仲間の戦隊**（ほかの白血球）を呼ぶ物質を出しまくる、つまり「援軍来て～来て～」の**SOSタンパク質**（このタンパク質をサイトカインといいます。覚えなくていいです）を出しまくります。

このSOS物質には、白血球がバイ菌と戦いやすくするために、**怪我の周囲の温度を上げる**機能もあります。だから怪我のまわりが熱～くなるんです。

一般に、バイ菌やウィルスは寒さに強く、暑さに弱い。冬のほうが流行する風邪

2つの部隊

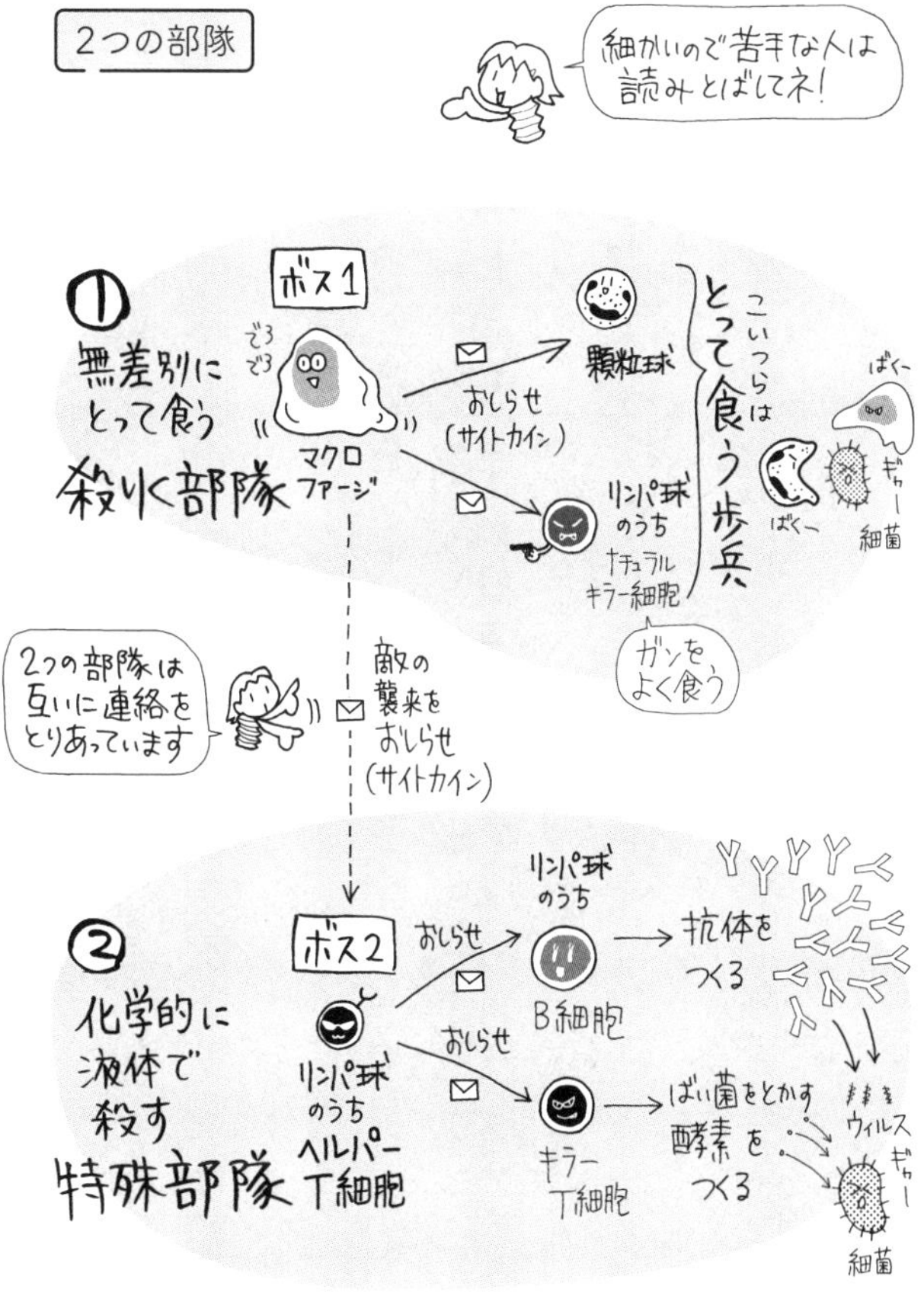

細かいので苦手な人は読みとばしてネ!
①
無差別にとって食う
殺しく部隊
ボス1
でろでろ
マクロファージ
おしらせ(サイトカイン)
顆粒球
リンパ球のうち
ナチュラルキラー細胞
こいつらはとって食う歩兵
ばくー
ギャー
細菌
ガンを、よく食う
2つの部隊は互いに連絡をとりあっています
敵の襲来をおしらせ(サイトカイン)
②
化学的に液体で殺す
特殊部隊
ボス2
リンパ球のうち
ヘルパーT細胞
おしらせ
B細胞
抗体をつくる
キラーT細胞
ばい菌をとかす酵素をつくる
ウィルス
細菌

も多いでしょ？　人間の白血球戦隊も、高い温度環境のほうが働きがよくなります。逆に！　**体温が1℃下がると、白血球の機能が30％も下がる**といわれています。だから「場」をあったためることが有効なのだ！

バイ菌と白血球戦隊の熱き戦いが行なわれている証拠です。

膿がぐじゅぐじゅ出てきたり、パンパン!! に腫《は》れて熱をもったりして（これが俗にいう**「膿《う》んでる」**って状態）、すげぇ痛くなります。でもこれは、

◯ 戦いが繰り広げられる「主戦場」はここ！

バイ菌との戦いの戦場は、血管でも皮膚でもなく、その「あいだ」です。皮下脂肪とか、コラーゲンとかがあるところです（医学的には「サードスペース」とか、「間質」とか呼びます）。

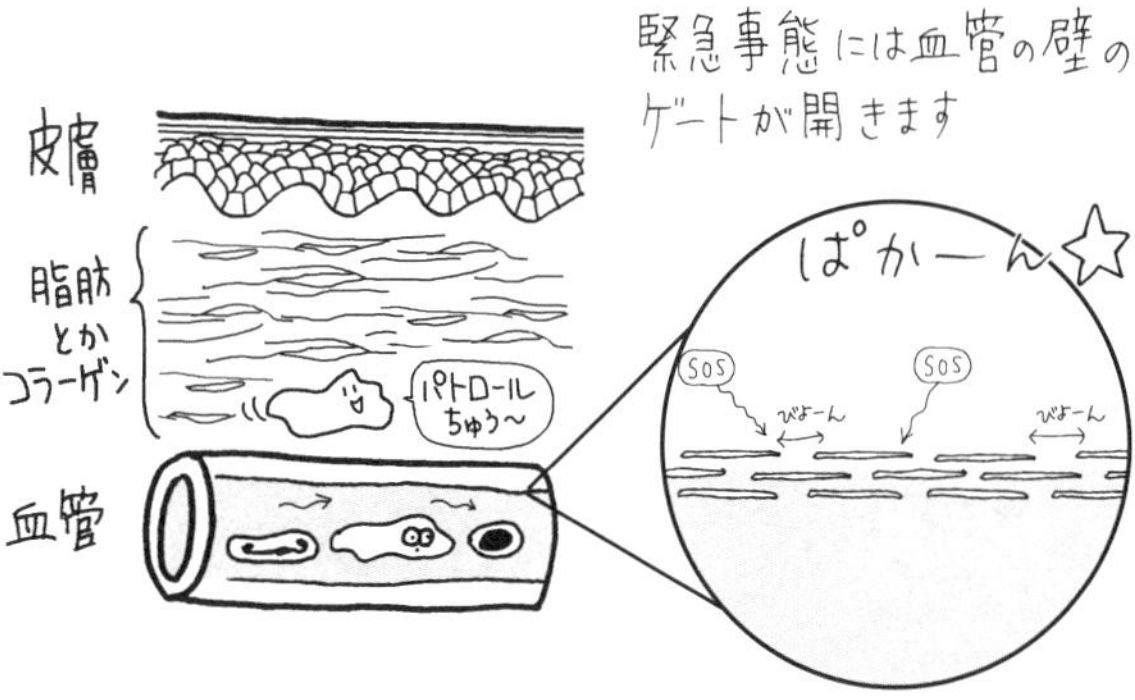
緊急事態には血管の壁のゲートが開きます
皮膚
脂肪とかコラーゲン
パトロールちゅう～
血管
ぱかーん☆
SOS
SOS
びよーん
びよーん

普段は、白血球の多くは血管の中をフヨフヨとのんきに流れています。
ですが、バイ菌と戦うときには、

血管の壁をぱかーん☆

と開いて、**白血球を戦場に連れ出してこなくてはいけません!!**

血管の壁は実は何層もの網《あみ》目《め》状になっていて、SOS物質が出ると、血管の壁の網目がびよ～んと伸びてゲートが開くようになっています。そして、SOS物質が網目（血管の壁）をすり抜け、血管内まで届くと、それに気付いた白血球たちが戦場へ向

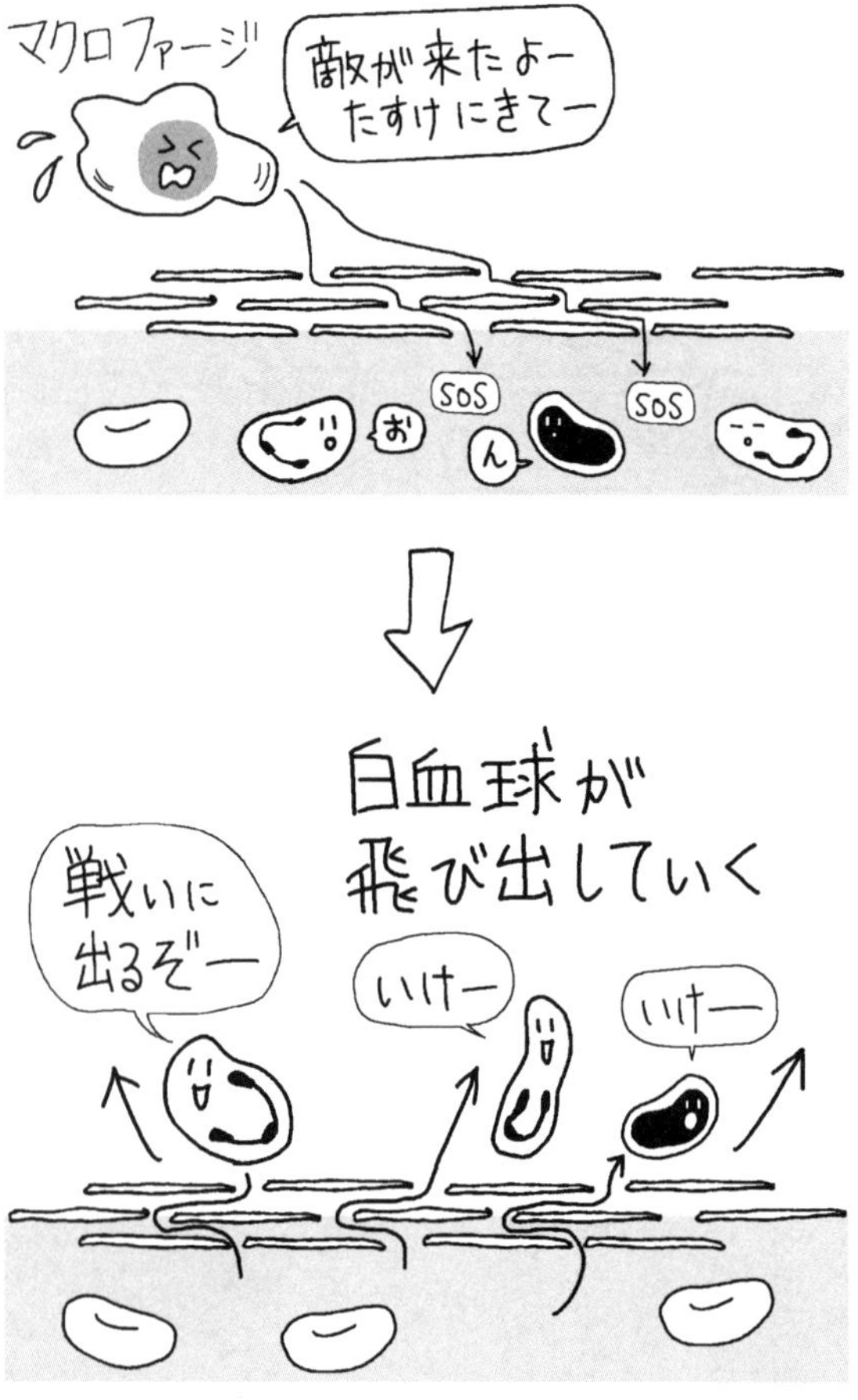
マクロファージ
敵が来たよー たすけにきてー
SOS
お
ん
SOS
白血球が飛び出していく
戦いに出るぞー
いけー
いけー

かって飛び出していくわけです。

そして戦いの末、白血球が勝った!! ってなると、**治ります**。よかったよかった。

「人体がバイ菌に負ける」=「敗血症で死ぬ」

でも、人体が負けてバイ菌が勝っちゃった! ってなるとヤバいです。

バイ菌は絶好調!!

開いた血管に入り込み、血流にのって全身に散らばります。

この状態を「**敗血症**《はいけつしょう》」といいます。

敗血症の状態になると、**バイ菌**そのものと、**バイ菌から出る毒素**、そしてバイ菌に対抗しようと頑張ってる**白血球が出すSOS物質**が全身にまわります。実は、こうなると、白血球自《みずか》らが出しているSOS**物質がかえってくせものになる**のだ。

ＳＯＳ物質は、血管の壁のゲートを開くんでしたね。それが体じゅうにまわると、**体じゅうの血管ががっつり広がりまくる**んです。

そうすると、白血球のみならず、血液中に含まれている水分までもが**どばーっと**血管から逃げて、皮膚と血管のあいだとかに水がたまりまくります。血管の水分がなくなると、血流不足になり、血圧がガツンと下がります。ってなると、血が足りずに**脳**や**肝臓**、**腎臓**などの大切な臓器が死にます。そして本体（ヒト）も死ぬワケです。

もとは体の一部が腫れただけだったのに、全身がパンパンに赤く腫れて死にます。これが敗血症です。

抗生物質ができる前は、敗血症でみんなバタバタと死んでました。今でも、薬のない環境、発展途上国、戦場での負傷、衛生状態の悪い地域では容易に敗血症になります。

もとがむし歯や盲腸（虫垂炎《ちゅうすいえん》）や、出産後の細菌感染（産褥熱《さんじょくねつ》）であっても、全身に毒やSOS物質（サイトカイン）がまわってしまうと敗血症で死んじゃうんだな。

逆に感染が狭いエリアに限局されていて（慢性副鼻《ふくび》腔炎《くうえん》〈俗にいう蓄膿症《ちくのうしょう》〉とか、歯周病〈俗にいう歯《し》槽膿漏《そうのうろう》〉とかね）、敗血症にならなければ、何年間バイ菌がついていようと、まぁなんとか飼っていけます（それだけで死ぬことは、あんまりない）。

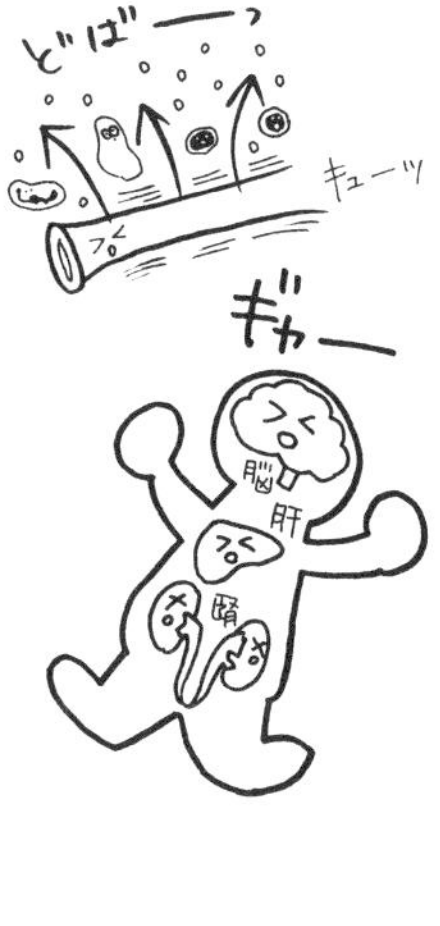

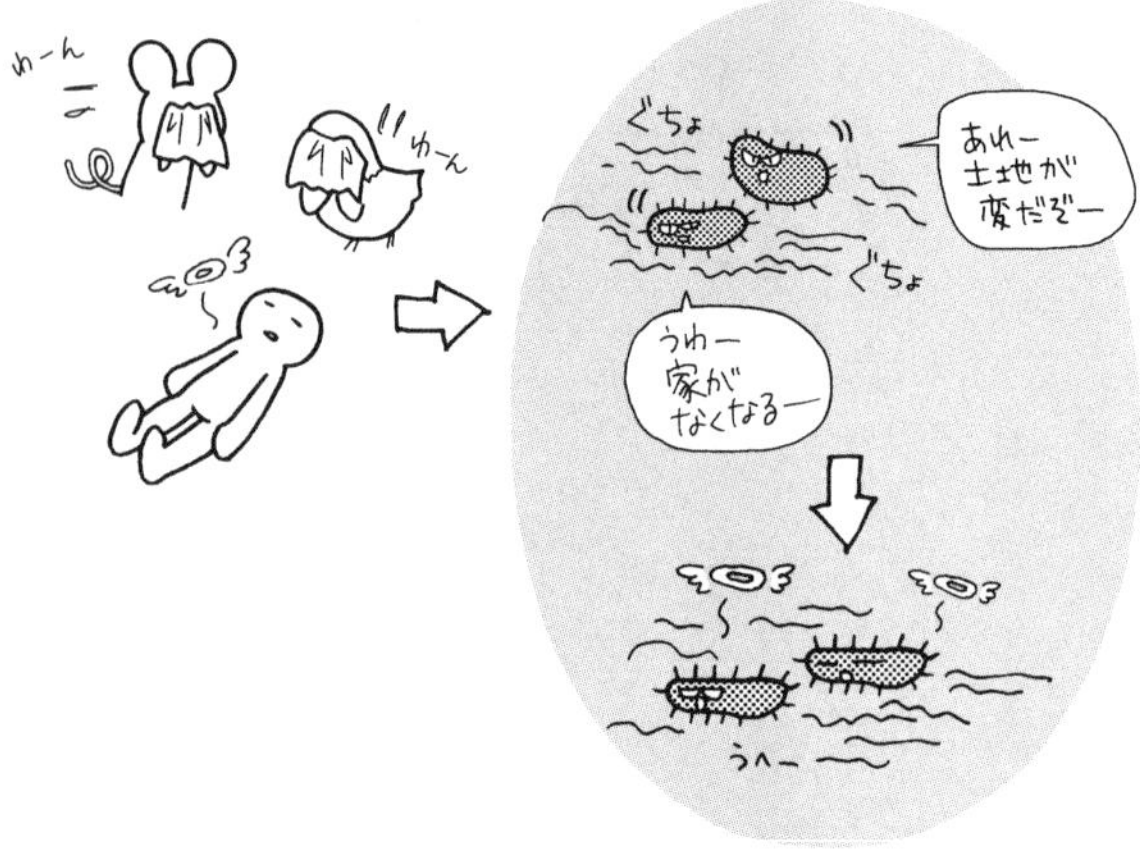

人が死んだあと「火葬」にするワケ

本体である人が死んだあとはどうなるのでしょうか？　完全に調子に乗っていたバイ菌どももも、母体が死ねば住みかがなくなります。よって、一緒に死にます。

でも、死体処理のやり方によっては、移動して次の寄生先を見つけます（ほったらかしにしておくと、血を吸ったノミやネズミからバイ菌が広がる）。だから、日本の火葬（丸焼き→埋める）は、ある意味とても衛生的なんですね。死体から病気が広がることが少ないし、殺菌にもなりますから。

Column

死体を食べるのは、なぜ禁忌《タブー》？

人間が人間の肉を食べる行為を「カニバリズム」といいます。世界の多くの地域で、カニバリズムはタブーになっています。おそらくこれは、長い経験によって得られた人間の知恵なのでしょう。

前述したように、**死体は「死に至る感染源」を持っている可能性が非常に高い**です。それを食べるのは、病原性微生物を新鮮な状態で自ら体内に取り込むようなもので、非常に危険な行為といえます。

ずっと昔から伝わっている「道徳的・宗教的タブー」は、いわば「人間の知恵の蓄積」ですので、科学的・医学的な根拠を見つけられることも多いのです。

「ヒトの病気は、ヒトにうつりやすい」という性質があります。

多くの感染症は種《しゅ》を超えません。豚の病気は豚どうし、牛の病気は牛にだけ感染します（これを**「種特異性」**と言います）。種を超えてうつる感染症はそう多くありません。

種を超えて感染する特別な病気は**「人畜《じんちく》共通感染症」**と呼ばれ、もちろんいろんな病気が存在しますが、共食いに比べればリスクはずっとずっと低くなります。野生動物だって、たいていは自分たち以外の動物を食料にしていますよね。

だから、みんな捕って食べる——死肉のタブー

さらに、種を超えて感染する「人畜共通感染症」の可能性を考えると、そもそも病気の動物を食べないのが一番安全となります。なるべくピンピンした健康そうな動物を狙うのです。

普通に走っている小動物を捕まえたり、子どもの動物を狙って、殺して、食べる

のがもっとも安全です。多くの野生肉食動物も、そうやって狩りをしてますよね。

人類も古来より、狩りをして野生動物を捕まえてきました。でも、狩りだけでは時期によって手に入る肉の量にムラが出ます。運悪く1匹も捕れなかったら、家族全員飢え死にです。困りますね。

そこで人類は、自ら動物を飼い、ある程度育ててから殺して食べる「畜産」を始めました。畜産によって、人類は安全な動物性タンパク質を安定して手に入れることが可能になったのです。

「野生で死んでいる動物を食べてはならない」いわゆる**「死肉のタブー」**は世界中のあちこちの宗教で見られます。

何らかの「人畜共通感染症」が流行っている地域において、動物の死肉を食べることは、(肉が腐っている可能性はもちろんのこと) その動物の死因となった病気をじかにもらう行為になるため危険です。

健康な鳥や魚などがたくさん捕れる土地ならば、または牧草が生えており畜産ができる環境ならば、動物の死骸をわざわざ食べる必要はありません。病気をもらうリスクを高めるだけだからです。「死肉を食べるな」という風習はそうやって根づいていったと考えられます。

逆に、動物性タンパク質が枯渇《こかつ》していて、かつ、めぼしい「人畜共通感染症」が存在しない地域の場合、動物の死骸は人類にとっても、非常に貴重な動物性タンパク質源となります。タブーとか言ってられません。そういう地域では「死肉のタブー」は存在しなくなります。

こうやって地域によりもともと（経験的に）医学的根拠のあったならわしが、長い時間をかけて土地の宗教とつながり、道徳的・宗教的タブーになっていったのだと考えると、とても興味深いです。

人類が手にした強力な武器――
それが抗生物質だ!!

「**抗生物質**」の登場によって、細菌で死ぬ人は激減しました。抗生物質は、ほとんどすべての細菌をつぶすことができるのです！

有名どころだと、ペスト、コレラ、赤痢、結核、梅毒、淋病《りんびょう》、ハンセン病、発疹《ほっしん》チフス、腸チフス、産褥熱、盲腸（虫垂炎）……など。ここらへんの病気は、抗生物質のおかげで**治せる病気**になったのです。だから、

真面目におくすりを飲んでさえいれば、治ります。

真面目に、がミソです。

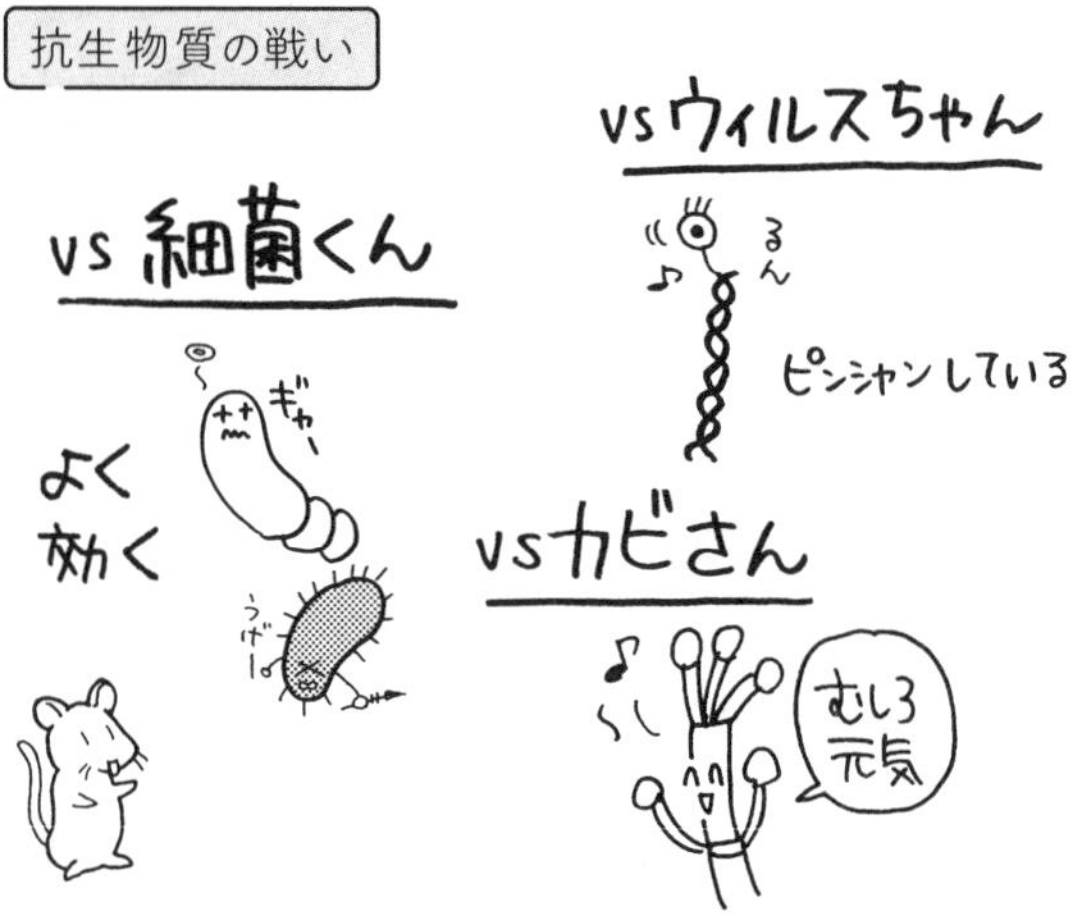
抗生物質の戦い
vs 細菌くん
よく
効く
ギャ
うげー
vsウィルスちゃん
るん
ピンシャンしている
vsカビさん
むしろ
元気

先進国では、コレラや赤痢やペストを目にすることすらも、ほとんどなくなりました。

抗生物質のおかげで、人類の寿命は飛躍的にのびたのです。日本だけでいえば、寿命が20年はのびたね。いや、30年のびたかも（すごいね）。

ただし！ 抗生物質が効くのは「細菌」だけ

抗生物質は細菌だけに効きます。それ以外の病原性微生物（ウィルスとかカビとか）には無効です。

細菌くんの場合は、善玉菌でも悪玉菌

でも区別なく、まんべんなく死にますが、ウィルスちゃんになると、抗生物質はまったく効きません。

カビさんにいたっては、（普通は）抗生物質が効かないだけでなく、競合する菌たちが抗生物質で死んでくれるので、**むしろ元気になる**ことが多いです。

ウィルスにはウィルスに効く「抗ウィルス薬」、カビにはカビに効く専用の「抗真菌薬」があるので、それらを使いましょうネ！

抗生物質ができるまで――ペニシリン発見の奇跡

一番最初に発見された抗生物質は**ペニシリン**です。その奇跡の発見はどのようにして起きたのか……。

ペニシリンを発見したアレクサンダー・フレミングさんは、片付けが苦手で、実験室はいつも雑然としていました。ある日、**適当に放置していた細菌**（黄色《おうしょく》ブドウ球菌）の培地（シャーレ）を片付けようとふと見たら……

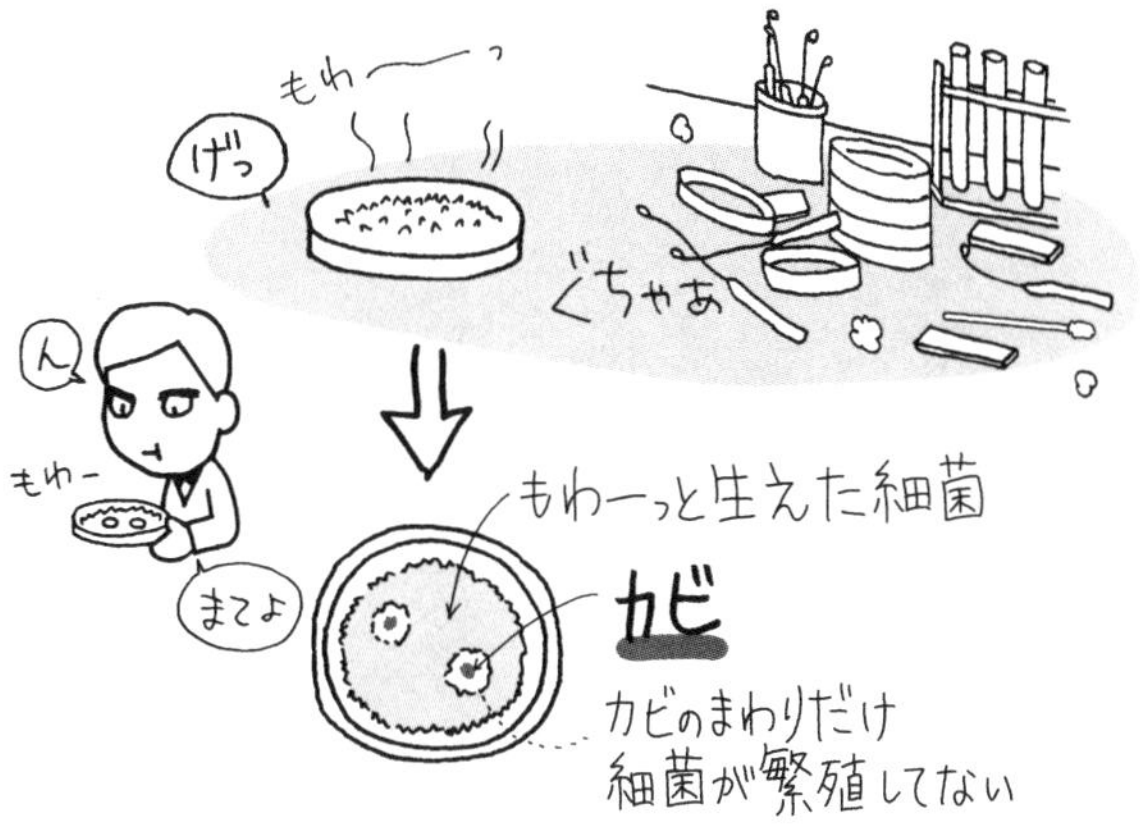
もわ〜っ
げっ
ぐちゃあ
ん
もわー
まてよ
もわーっと生えた細菌
カビ
カビのまわりだけ
細菌が繁殖してない

カビ生えてるぅー!!

本来は、黄色ブドウ球菌だけを単独で育てないと実験できません。青カビが混ざっちゃって**失敗**といえます。

しかしよく見ると、青カビのまわりにだけ細菌が生えてない、むしろ避けている……。そこで、「**青カビからは細菌が繁殖するのを防ぐなにかが出てる**んじゃないだろうか？」とフレミングさんは考えました。

そう、この物質を分離培養してできたのが「ペニシリン」なのです！（ペニシリンって名前も、青カビの学名「Penicilli-um notatum」からとってます）

◯コレラもペストもチフスも結核も撃退！

最初の原理さえわかればあとは簡単で、同じようなやり方でいろんな種類の抗生物質ができました。ペニシリンが効かなかったバイ菌にも効く抗生物質が、続々と開発されたのです（フレミング先生は１９４５年にノーベル生理学・医学賞をとりましたよー）。

こうして、細菌による病気はすっかり影をひそめました。コレラもペストもチフスもめっきり見なくなりました。結核で死ぬ人も激減しました。

人類は細菌にうち勝った!! 結核にも勝った!! と思いきや。細菌たちはここで息絶えることはなかった……!! 決してこのままでは終わらなかったのである……（特撮ナレーション風）。

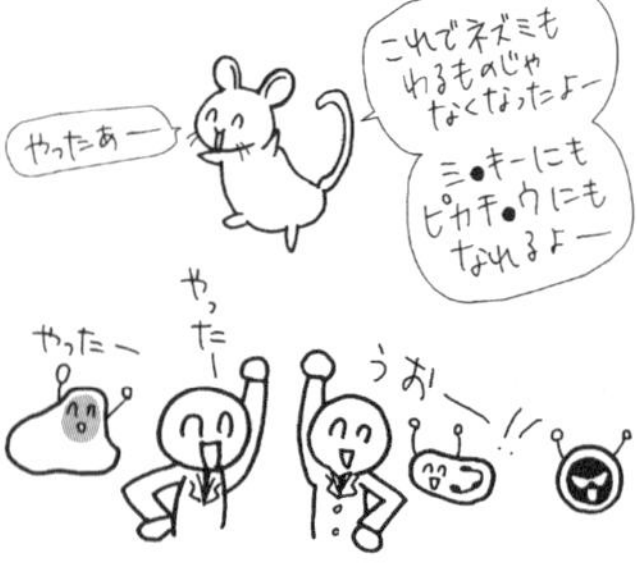

これでネズミも
わるものじゃ
なくなったよー
ミ●キーにも
ピカチ●ウにも
なれるよー
やったあー
やった～
やった－
うお～

進化する細菌——抗生物質が効かなくなる⁉

薬を真面目に飲んでいる限り、細菌は倒せるようになったと先ほど書きました。では、薬を真面目に飲まなかった場合、はたしてどうなるのでしょうか。

たとえば、「扁桃腺《へんとうせん》が腫れた」場合、のどの表面には、細菌くんがいっぱい生えています。

そこで、抗生物質を使いました。たとえばこれが「1週間飲み続けるべき抗生物質」だったとします。そうすると、2日目には細菌くんは、かなり死にます。熱などの症状もちょっとラクになってきます。

ちょっとラクになってきたからって、ここで抗生物質をやめてしまうと、生き残った細菌くんがいて（もちろんこのまま死に絶えてくれることもあるけど）、また順調に増えはじめます。そして**ぶり返します!!**

そこであわてて抗生物質を再開しても……

効かなくなってる!?

うそーっ！

抗生物質がある環境に慣れた細菌くんは、**抗生物質に負けないスーパー細菌**に進化してしまったのです!! 抗生物質の効かない**「耐性菌《たいせいきん》」**のできあがりです。

風邪薬でよく処方されるモノのうち、咳止め、痰《たん》をやわらかくする去痰剤《きょたんざい》、鼻水止めなどは、途中でやめてもまぁいいです。が、

「抗生物質だけは途中でやめちゃダメ」

と言われるのはこのせいなんですねー。

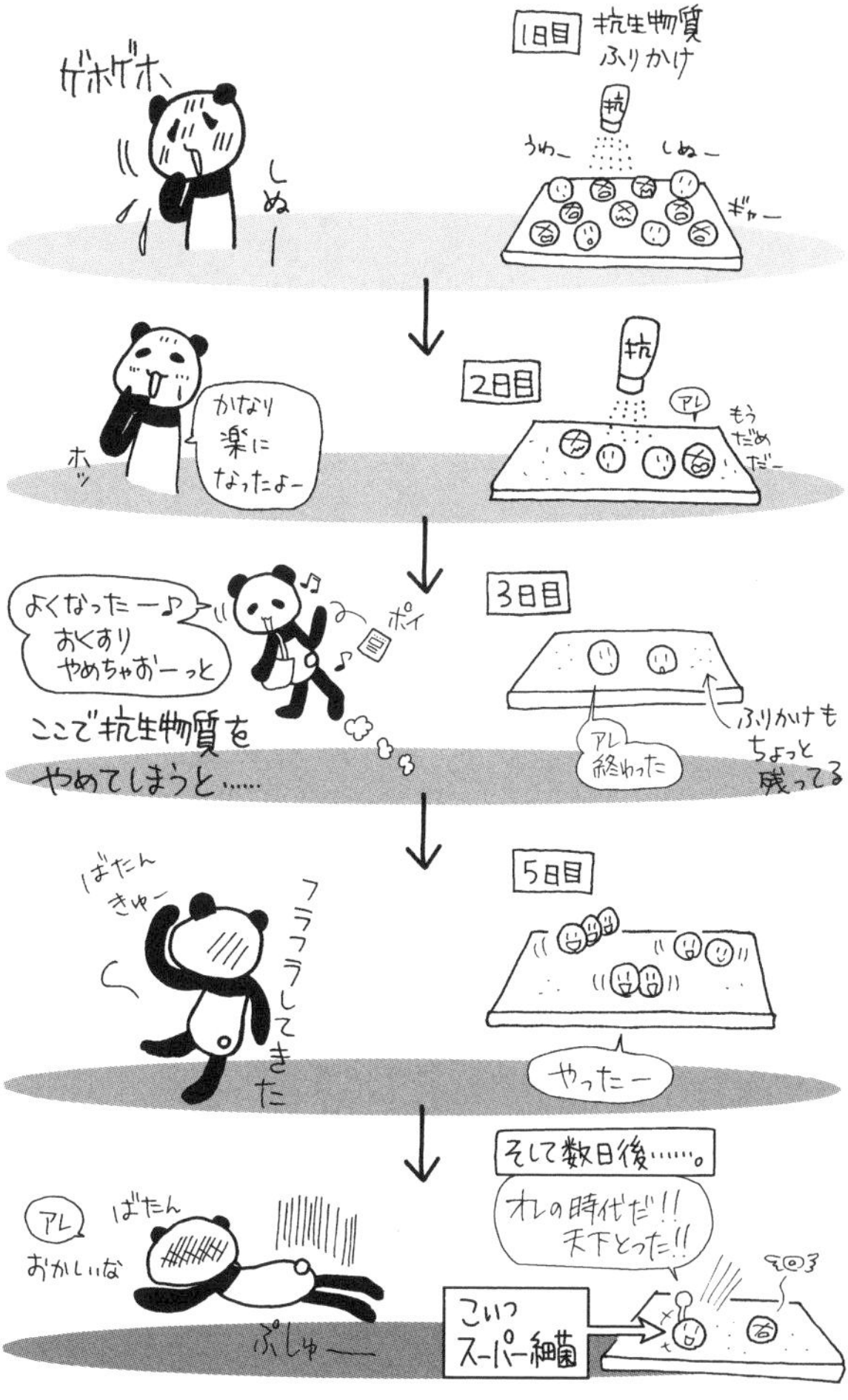

ゲホゲホ
しぬー
1日目
抗生物質ふりかけ
抗
うわー
しぬー
ギャー
ホッ
かなり楽になったよー
2日目
抗
アレ
もうだめだー
よくなったー♪
おくすりやめちゃおーっと
ポイ
ここで抗生物質をやめてしまうと……
3日目
アレ終わった
ふりかけもちょっと残ってる
ばたんきゅー
フラフラしてきた
5日目
やったー
そして数日後……。
オレの時代だ!!
天下とった!!
アレ
ばたん
おかしいな
ぷしゅ――
こいつスーパー細菌

◯世界に広がる「スーパー淋菌」の戦慄

耐性菌に進化してしまったらどうするかというと、ほかの抗生物質に変えてみて「効くかどうか」をみます。効かないと、また違う抗生物質を試します。効くまでこれを繰り返します。

どんどん副作用が強い薬になっていくからすごく嫌なんだけど、しかたない……。

効く薬がなくなったら**敗血症コース**です。死にます。

世界中でこんなことやってると、「ペニシリンの効かない黄色ブドウ球菌」とか、「クラリスロマイシンの効かない淋菌」がフツーに街中に蔓延《まんえん》していきます。**ピンチ!!**

そうして、さらなる強い抗生物質をつくり続けるしかな

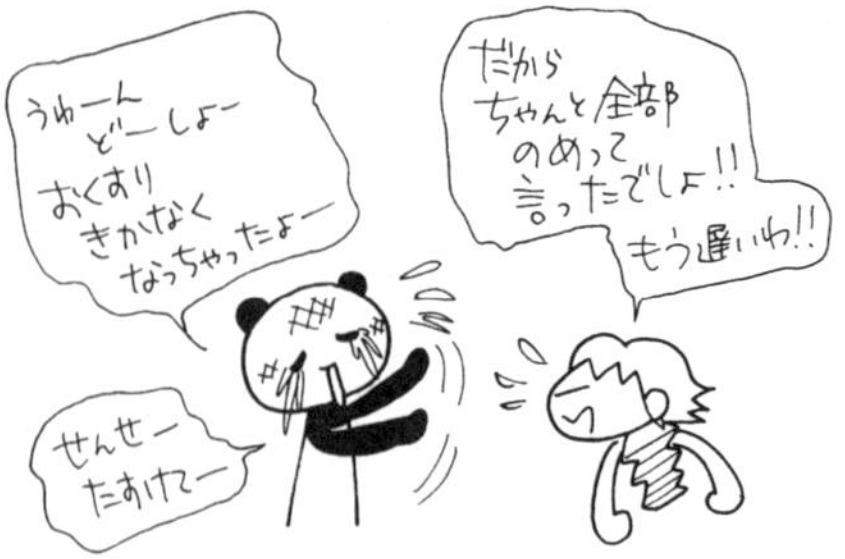
だから ちゃんと全部 のめって 言ったでしょ!!
もう遅いわ!!
うゅーん どーしよー おくすり きかなく なっちゃったよー
せんせー たすけてー

いというイタチごっこに……。薬の開発には時間がかかるけど、バイ菌が進化するほうはあっという間なんですよねー。

たとえば、昔から歌舞伎町《かぶきちょう》の淋菌はクラビット®という抗生物質が効きづらいと医者の間で言われていました。そして!! 2010年、従来の抗生物質が効かない淋菌が世界で初めて、京都のファッションヘルスで働く女性から発見されました。これはスーパー淋菌と呼ばれ、恐れられています。

2018年には東南アジアで性交渉したイギリスの男性、2022年にはカンボジア旅行後のオーストラリア男性からも従来の抗生物質が効かない淋菌が見つかり、スーパー淋菌は今や世界に広がったといえます。

抗生物質をテキトーに飲むことは、アナタ自身の病気が治らないだけでなく、**世界中のバイ菌をより強く進化**させてしまう行為なんですねー。

恐ろしや!! バイ菌は死なず。再び命をふきかえす……一番わかりやすい例が結核です。次項からは、結核についてお話をします。

Column

便器と手はどっちが汚い？

便器と手はどっちが汚いでしょう。

「そりゃもちろん便器でしょ」と思いますか？　それとも「手はいろんなところに触れるし、実はすごく汚いのでは」と思いますか？「スマートフォンやタブレット端末は便器よりも菌が多い」「電車やバスの吊革《つりかわ》は汚いから触りたくない！」なんて話も、よく聞きますよね。はたして本当にそうなのでしょうか？

まずは水洗便器について考えてみましょう。

便器は陶器でできています。硬くて冷たいです。表面はツルツルです。常に水が流れることで、洗浄もされています。「病原性微生物」の養分になりそうな糖分もタンパク質も油分も、あまり付着していません。

それに対して、手は温かいです。表面の皮膚はでこぼこしているし、毛穴もあるし、養分になる皮脂がこってりと付着しています。細菌の繁殖には最高の環境です。

実際、水洗便器の表面をぬぐった綿棒と手の表面をぬぐった綿棒を細菌培地に塗《ぬ》りつけて培養すると、便器からはほとんど細菌が繁殖しないのに対し、手の表面からは数万もの細菌が繁殖するのを確認できます。

便座の1㎝×1㎝の面積には細菌が0・1〜8・3個しか検出されないのに対し、手には1㎝×1㎝の面積に3万9000〜460万個もの細菌が付着しているといわれています。

細菌の「数」だけでいえば、手は便器よりもはるかに汚いのです。

では、「手は汚い！　便器のほうが清潔！」と簡単に断言できるかというと、それもちょっと違いますよね。

「便器のほうが汚いだろ。見えない菌がうつりそうだし」という感覚が、私たちにはあります。

便器は多くの人の大便や嘔吐《おうと》物が集まる場所です。便やゲロ由来の、人間に害を引き起こす「病原性微生物」が存在している可能性が、ほかの場所よりもずっと高いのです。

微生物そのものの数が少なくても、いったん体内に侵入されたら確実に発症するタイプのものもあります。便器にくっついている**細菌の「数」自体はとても少ない**、けれど**「病気になる」バイ菌が存在している可能性は高い**。

たとえていうなら、人口は少ないのに悪者が多い、荒れた街のようなものだと考えればいいです。

だから我々には、「便器は汚い」という生理的嫌悪感が備わっているのです。

その一方で、**手に生息するたくさんの細菌やカビの多くは、病原性がありません**。人間と共生している「善玉」ばかりです。

細菌の数は多くてもそんなに怖くありません。同じようにたとえるなら、住人は多いけど悪者はほとんどいない、温厚な人ばかりの街だと解釈できます。

もちろん、手はいろんな場所に触れますから、病原性微生物が偶然付着してしまう可能性もあります。それらを落とすために、人間は手を洗うのです。

「外出から帰ったら手を洗う」「食べ物を食べる前に手を洗う」「トイレのあとに手を洗う」という習慣は、病原性微生物が体内に入る可能性を減らすための習慣なのですね。

なぜ結核は長らく「日本人の死因第1位」だった？

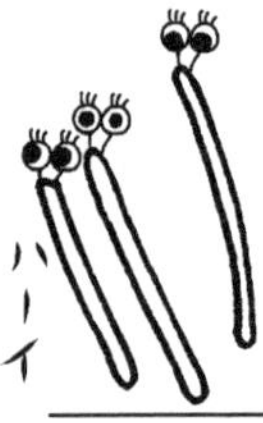

結核は、抗生物質が普及する１９５０年ごろまで、ずーっと長いこと、日本人の死因第1位でした。

実は、結核菌自体はそこらへんに普通にいます（スラリとして細長い細菌です。ピンク色に染まっていて、不《ふ》謹慎《きんしん》だけどキレイ）。その結核菌が吸い込まれると、人の肺の上のほうにくっつきます。なぜ上のほうにつくのかは不明ですが、菌によって育ちやすい「好みの場所」があるようで、結核は肺の上のほうが好きみたいです。するとし、もちろん白血球たちが寄ってきて、結核菌を食べます。結核菌は素直に

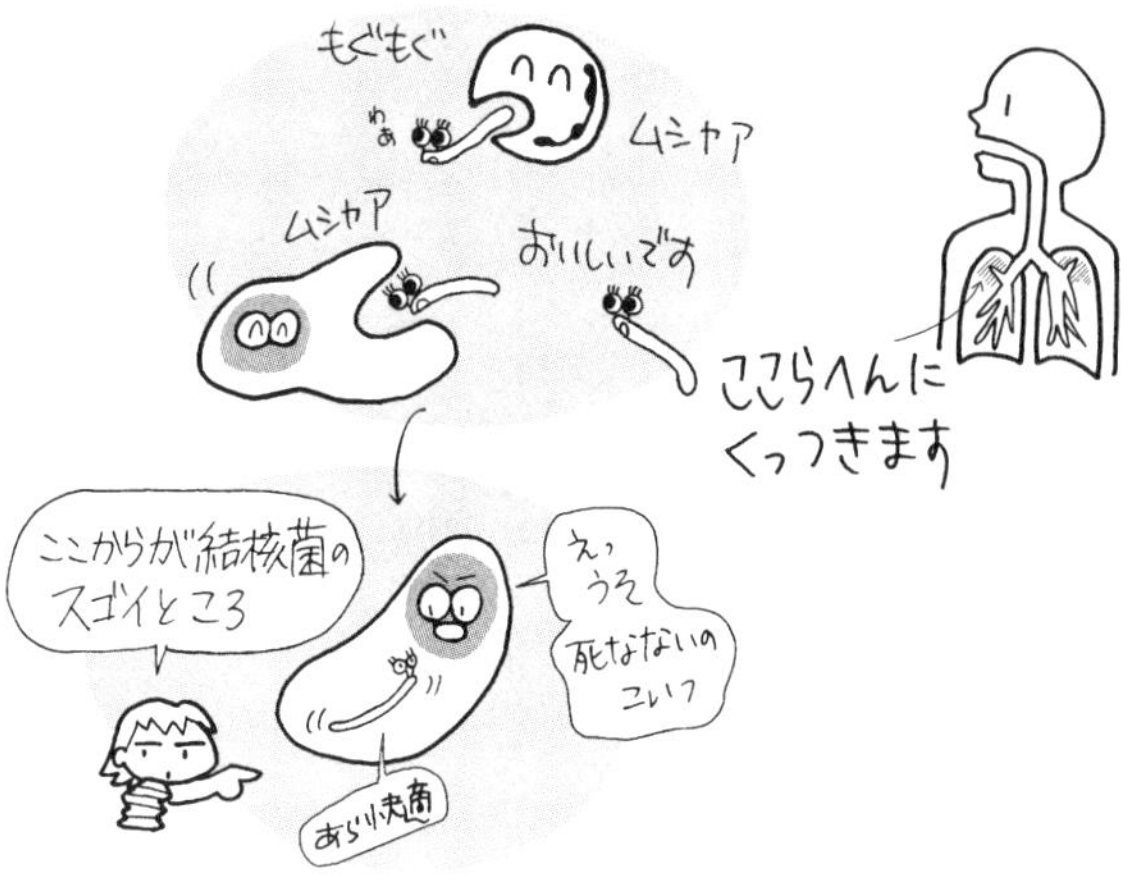

もぐもぐ
わぁ
ムシャア
ムシャア
おいしいです
ここらへんに
くっつきます
ここからが結核菌の
スゴイところ
えっ
うそ
死なないの
コイツ
あら快適

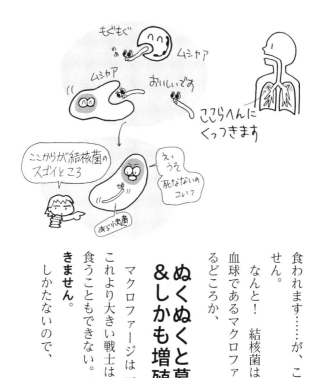

食われます……が、このままでは終わりません。

なんと！　結核菌は、一番体の大きい白血球であるマクロファージの中で、殺されるどころか、

ぬくぬくと暮らしはじめ&しかも増殖します。

マクロファージは一番大きい白血球で、これより大きい戦士はいないので、とって食うこともできない。**まわりはどーにもできません。**

しかたないので、

囲い込む。

ほかの元気なマクロファージくんたちを集めて、**さらに大きいおくるみ**をつくって囲い込みます。

上手くいけば、おくるみの中でマクロファージごと死んでくれて、白いチーズボールみたいになって肺に残ります。しばらくはこれでもちます。

このとき、**チーズボールのまん中は腐った状態**。専門用語で乾酪壊死《かんらくえし》といいます。健康診断のレントゲンでチェックするのもこれです。

ところが……マクロファージの中でおさえきれず、結核菌が生き残ってしまうと、しだいにおくるみが大きくなる&結核菌が中からおくるみを食っていって……

腐った中身がパン!!　大出血!!

となり、肺に穴があいて呼吸ができなくなって死にます。もしくはゲホッと血を

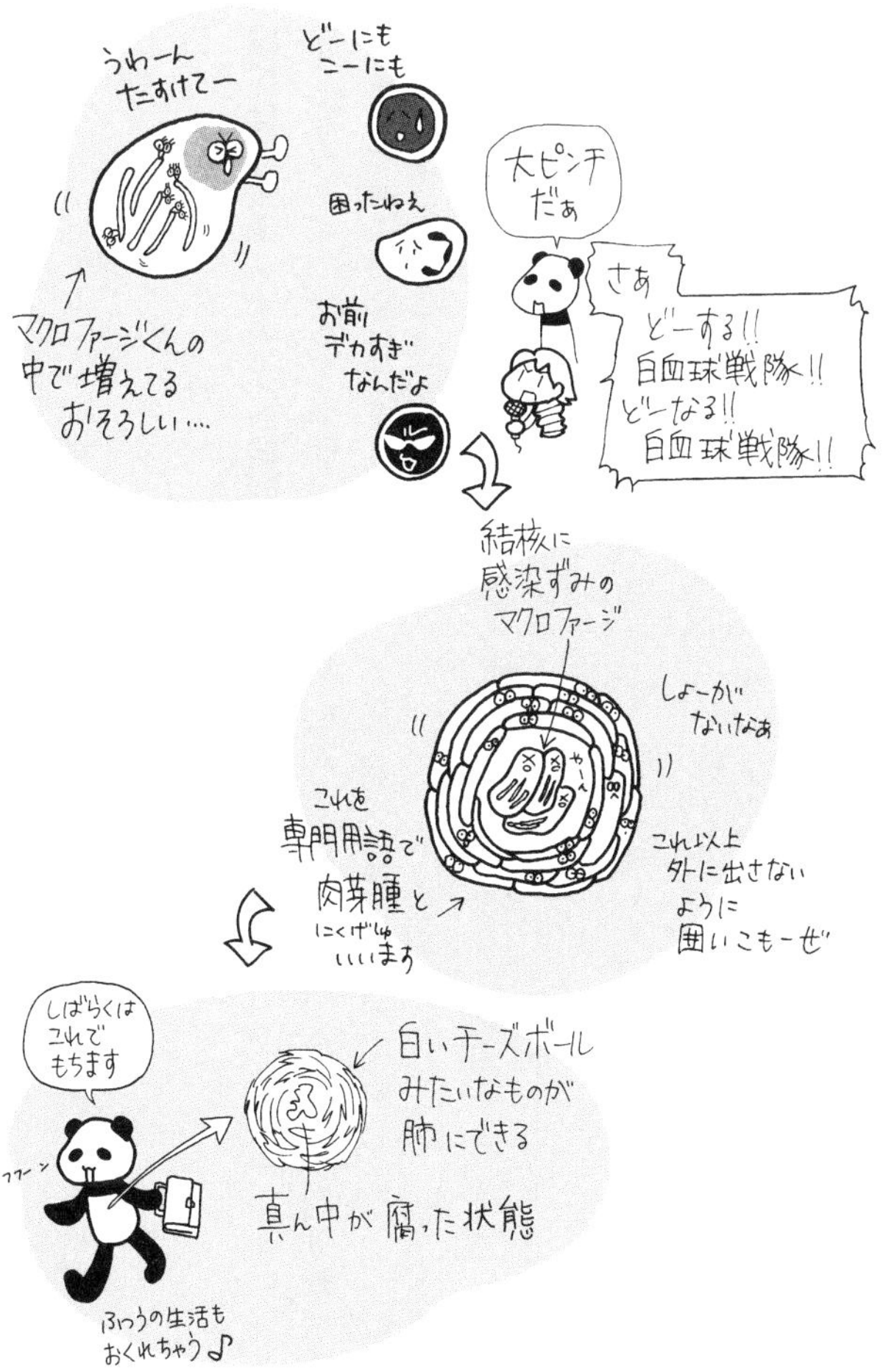

うわーん
たすけてー
マクロファージくんの
中で増えてる
おそろしい….
どーにも
こーにも
困ったねえ
お前
デカすぎ
なんだよ
大ピンチ
だぁ
さあ
どーする!!
白血球戦隊!!
どーなる!!
白血球戦隊!!
結核に
感染ずみの
マクロファージ
しょーが
ないなあ
これを
専門用語で
肉芽腫と
いいます
これ以上
外に出さない
ように
囲いこもーぜ
しばらくは
これで
もちます
白いチーズボール
みたいなものが
肺にできる
真ん中が腐った状態
ふつうの生活も
おくれちゃう♪

吐いて、血がのどにつまって窒息で死にます（時代劇や昭和初期のドラマでは、沖田総司や薄幸《はっこう》の美少女が咳をしたら手に血が……肺病か……って描写がよくありましたね）。

結核は、長ーーーーーい時間をかけて我々を殺しにきます。おくるみでキープする期間が長く、結核にかかったまま何十年も生き続けることができるのはこのせいです。

「蔓延&集団感染」しまくっていたワケ

結核の特徴として、**①おくるみでキープしているあいだはフツーに動けます。**「最近疲れやすいな……」「風邪が治りにくいな……」「微熱があるかも……」と思ったりしますが、症状も咳が出るくらい。だから、学校や職場にガンガン行ってしまいます。すると、気付かずまわりに広がりまくり、**集団感染じゃー!!** となります。

感染に気付かず仕事していて、会社や学校、病院などで集団感染が起こることは現代でも結構あります。明治から昭和初期の狭い住み込みの製糸工場とかはもう、**結核蔓延しまくり**でした。

また、元気で免疫力が高いうちはおくるみキープできてたのに、**②年をとって免疫力が落ちてくるとキープしきれなくなり、何十年もたってから発症!!** というケースも多いです。

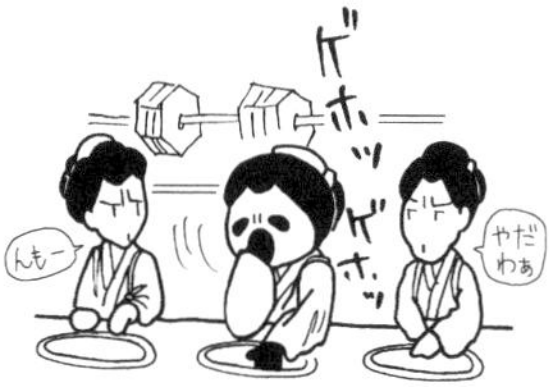
ゲホッゲホッ
やだわぁ
んもー
①フツーに動ける

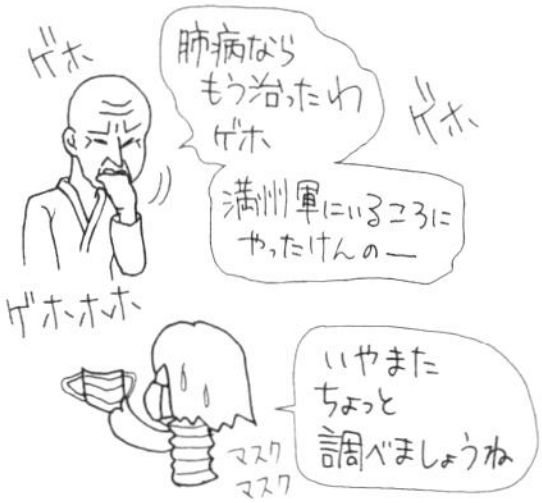
ゲホ
肺病ならもう治ったわ
ゲホ
ゲホ
満州軍にいるころにやったけんの—
ゲホホホ
いやまたちょっと調べましょうね
マスクマスク
②何十年もたってから発症

「結核の治療法」のトンデモな歴史

結核は、紀元前の中国の古典や古代エジプトの絵画にも出てくる古い病気です。若くして死ぬ**理不尽な病気**なので、昔からさまざまな治療法が試されてきました。

古代ローマでは、尿の風呂に入ることや、ゾウの血を飲むこと、狼の肝臓を食べることなどが結核に効くと信じられていました（今からみると、とんだグロです）。

また、昔のアラブ人は、ロバの乳とカニの甲羅《こうら》の粉末を結核の薬としています。

そして、中世ヨーロッパのローマやイギリス、フランスでは、国王が結核の患者に「触る」と結核が治ると信じられていました（もちろん、本当に治ったとは思いにくい……）。

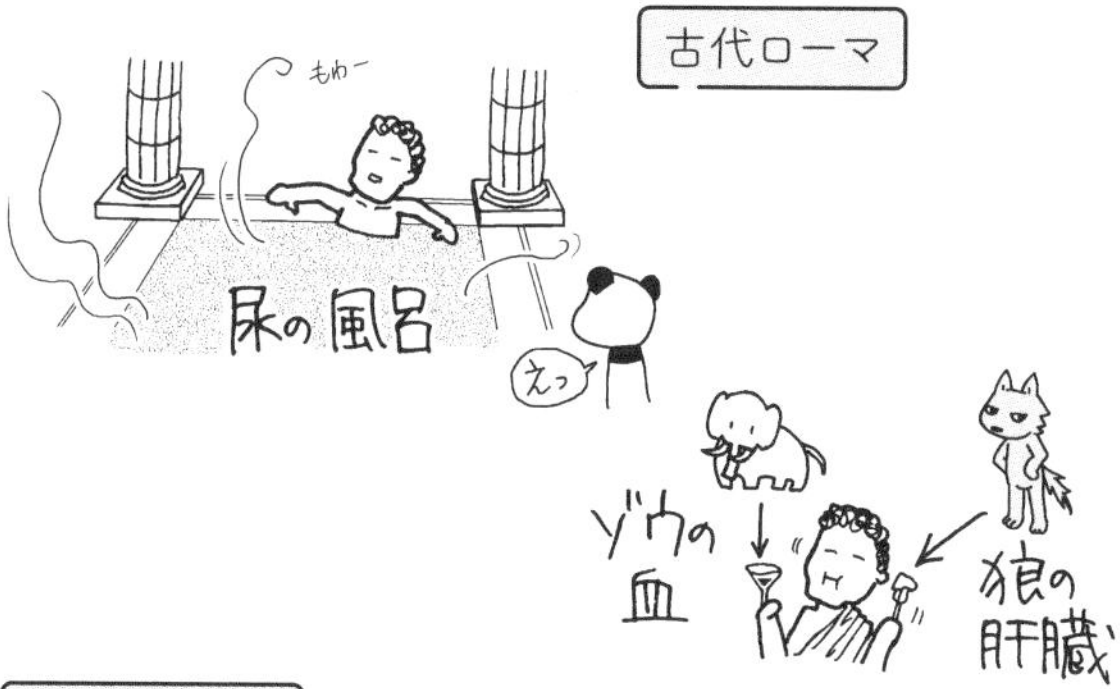
古代ローマ
もわー
尿の風呂
えっ
ゾウの血
狼の肝臓

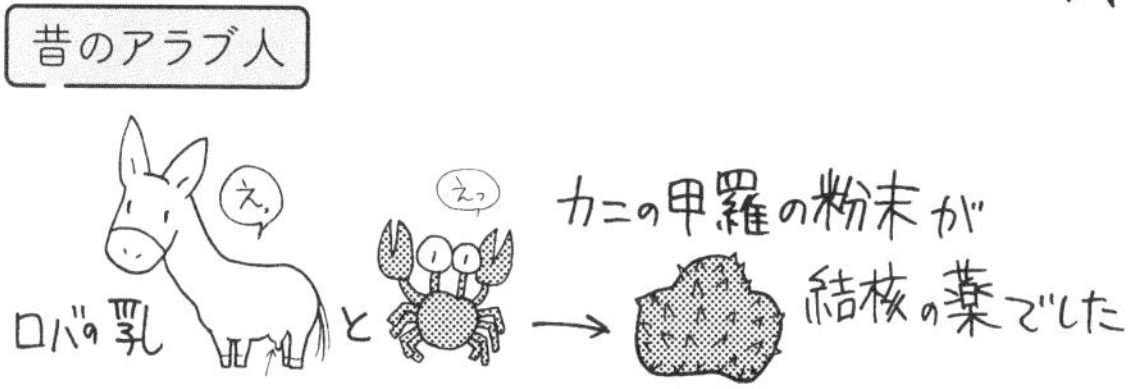
昔のアラブ人
え
えっ
ロバの乳 と
カニの甲羅の粉末が
結核の薬でした

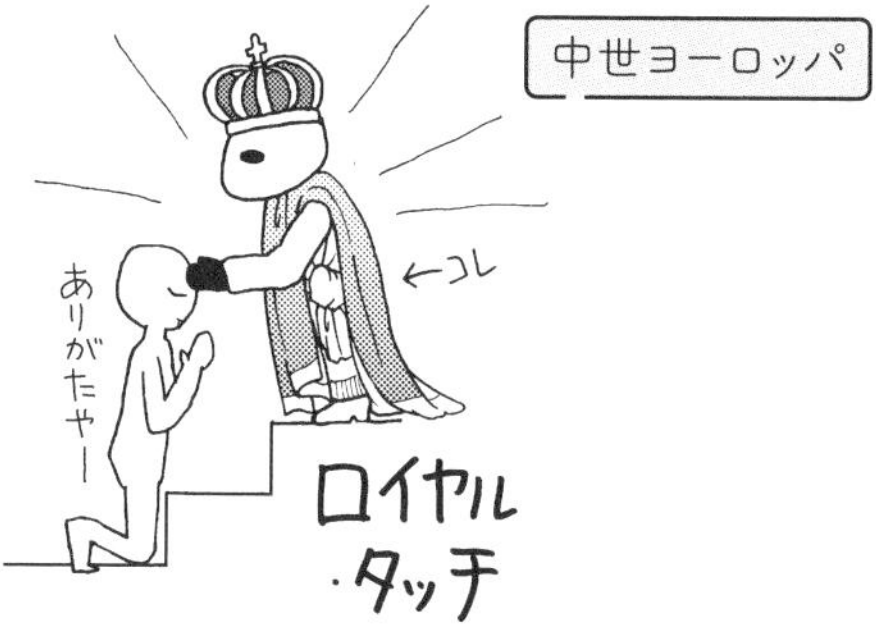
中世ヨーロッパ
←コレ
ありがたやー
ロイヤル・タッチ

◯サナトリウムで転地療法は「非科学的で無駄」？

どれもくだらない迷信だと切って捨てるのは簡単ですよね。でも実際は、たぶんそうじゃない。有効な治療法がない時代に、**おくるみでキープする時間をできるだけのばす**ためには、自分の免疫力とか、総合的な体力を上げるというような

すげぇふわふわした対策しかできなかったのです。

雲をつかむようなものでした。体力を上げるために、

①精がつくものや栄養がある（と思われる）ものを食わせる
②とにかく体を休ませる
③「ありがたい」人、「元気が出る」人に接する→気力をわかせる

などに意味があったのだと思います。

つーか、それくらいしか、やることなかったの。今から見ると「非科学的で無駄」に思えることであったとしても。

そして「②とにかく体を休ませる」の最たる例が、**サナトリウム（特に、空気の澄《す》んだ郊外や高原・海浜などに設けられる療養所）での転地療養**でした。感染した人を隔離できる&周囲にうつすのを防ぐこともできるので、まわりの人にとっても都合がよかったのです（『となりのトトロ』のサツキとメイのお母さんも、結核でサナトリウムにいましたね……）。

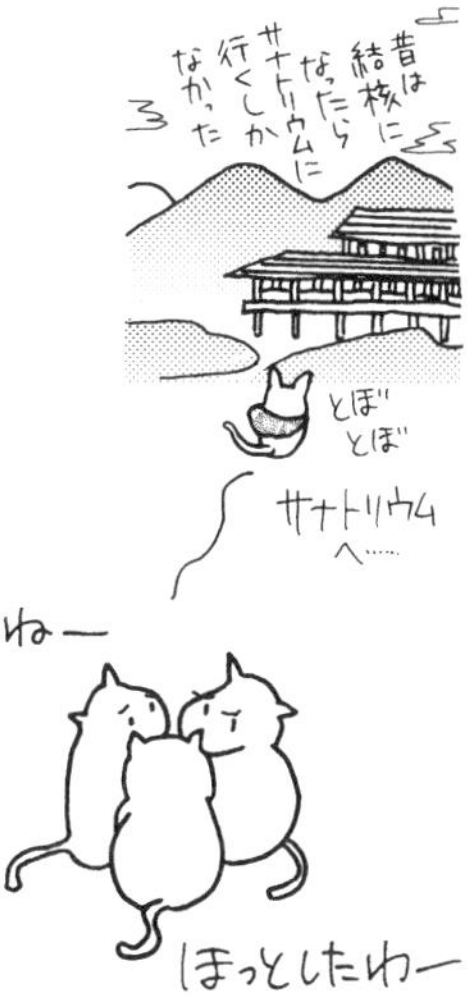
昔は
結核に
なったら
サナトリウムに
行くしか
なかった
とぼとぼ
サナトリウムへ……
ねー
ほっとしたわー

○今でも治癒率は50％程度

結核は現在も、排菌《はいきん》している（他人にうつすことができる）場合は、隔離病棟へ入院になります。このせいで会社をクビになっちゃったりします。今でもね。社会的問題はまだまだ多いです。そして、結核用の抗生物質（抗結核薬っていう）を、

4種類あわせ技↓2カ月飲む。その後、

2種類あわせ技↓4カ月飲む。

長い！　量が多い！

1回でごはん茶碗1杯分くらいある。薬だけでお腹いっぱいになるレベル（「こんなに飲めるかー!!」って、必ず最初は患者さんが怒る）。だからといって真面目に飲まないと、今いる菌が薬剤耐性菌になっちゃう。これはマジでどうにもなりません。さらにいろんな薬を飲んだり、手術で肺をとったりしますが、それでも多剤耐性結核の患者さんの治癒率は50％程度です。つまりけっこう死にます。

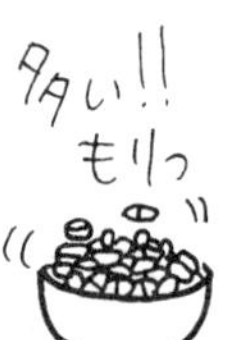

Column

ネズミにまつわる怖い病気

西洋、特にヨーロッパでは、ネズミは病気を運んでくる生物として有名でした。でも日本ではそうでもありません。なんででしょう？

日本では、ネズミは十二支のトップをかざっていたり、眷属《けんぞく》（神の使者）とされていたり、米俵《こめだわら》にネズミをあしらった置物が縁起物になるなどして、そこそこ愛されています。でもヨーロッパでは長いあいだ、病気を運んでくる嫌われ者の動物でした。それはやはりペストのイメージがあるからでしょう。

中世ヨーロッパのペスト、いわゆる「黒死病《こくしびょう》」は当時のヨーロッパの人口の3分の1以上を奪っていったといいます。当時の人々の感じた恐怖と絶望は想像にかたくありません。

『デカメロン』は、ペスト流行中のフィレンツェの男女10人が、郊外の別荘に難を逃れ、退屈をしのぐために、それぞれが1日1話を10日にわたって物語る体裁をとる、イタリアの物語集です。その中で、いったんペストが流行した街は「ラザニアの層に挟まれたチーズのように」いたるところに死体が折り重なり、腐臭《ふしゅう》に満ち溢《あふ》れていたと書かれています。

その忌《い》まわしきペストの原因がネズミとなれば、そりゃあドラ●もんじゃなくても嫌いになるでしょう。まぁその割には、ミ●キーマウスとかいますけどね。

さて、日本ではあまりペストが流行ったという話を聞きません。日本にもネズミはいます。ノミもいます。なぜ日本ではペストが流行しなかったのでしょうか？

それは、いくつかの幸運と、いくつかの人智《じんち》によるものです。

中世ヨーロッパでペストが流行ったのは、そもそも原因がわかっていなかったことによります。空気感染ではないか？　水からの感染ではないか？　といろいろな対策はとられたものの、根本的に間違っているので、まったく対策になってませんでした。
最も有効な対処手段は「健康な人の隔離」、つまりペストの流行する街から健康な人たちだけが一目散に逃げ出すか、屋内にひきこもることだったといいます。

当時の日本は、ある意味「国全体が隔離」されているようなものでした。島国なので、まず陸路で渡ってこられるネズミはいません。島国万歳。船に乗ってくるネズミもいましたが、鎖国《さこく》をしていたため海外から来る船そのものの数が少なく、流行には至らなかったようです。

明治の開国により、1899年にペストも日本へ初上陸しました。幸運なことに、そのときはすでに「ペストはネズミ↓ノミ↓ヒトのルートで感染する」と解明されていました。
ときの明治政府は、**「ネズミを1匹5銭で買い上げる」という対策を実施**しました。いったん野生のネズミにペスト菌が渡ったら、もうほとんど撲滅《ぼくめつ》は不可能になります。ペスト菌の流出をなんとか「家ネズミ」の範囲で食い止めるために行なわれたこの政策は功を奏し、ペストは大流行に至りませんでした。

1927年以降、日本国内で感染したペスト患者はいません。また、ケオプスネズミノミという、ペスト菌を運びやすいノミがもともと日本に生息していなかったことも、日本でペストが流行しなかった一因といえます（現在は都市部に少し生息する程度だそうです）。

日本の野生ネズミにペスト菌が蔓延するのを食い止めることができた当時の明治政府の公衆衛生は、実に素晴らしいものです。どれだけの人命を助けたことになるのか、見当もつきません。人知れず国を救っているヒーローって、実在するんですね。

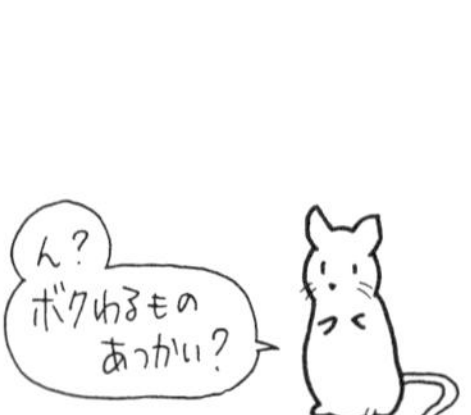

2章

「感染症」その②

「ウィルス」に寄生されて死ぬということ

……ワクチンで予防すればパンデミックも阻止！

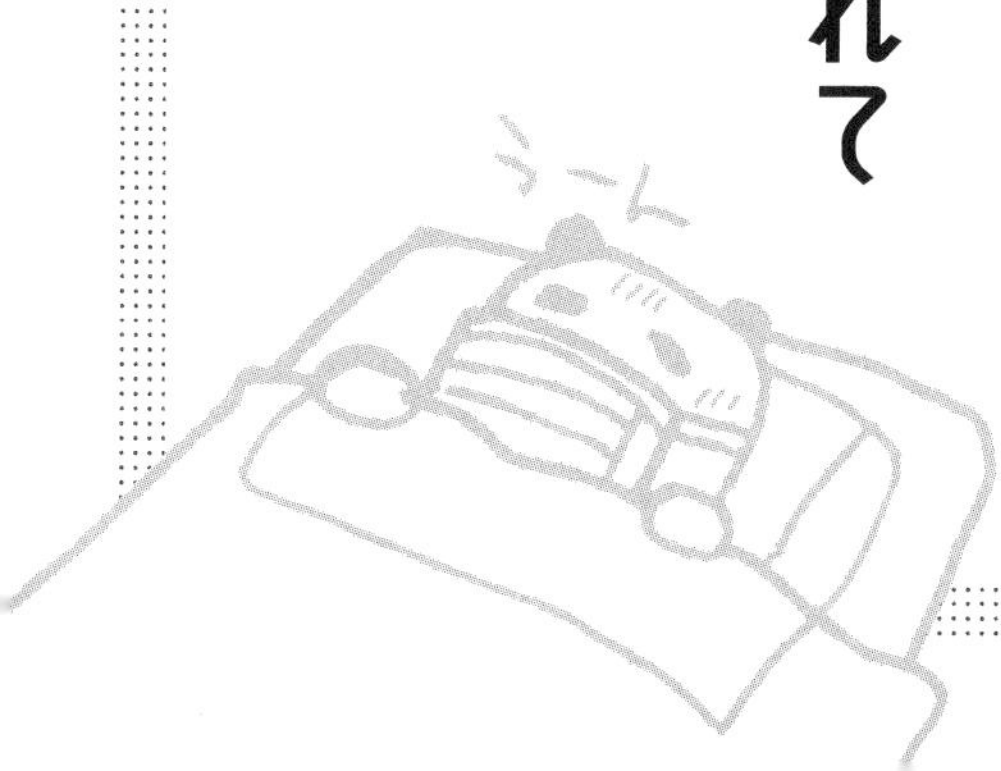

ウィルスは「生きものと物質のあいだ」

「ウィルス」という生きものって、いったい何なのかっていうお話からします。いや、生きものなのか？　それすら不明だね。

えっ、じゃあ何なの？　ってことなんですが、うーん、**生きものと物質のあいだ**って感じ。**塩基配列のかたまり**です。

塩基配列とはつまり、DNAやRNA（DNAから情報をコピーした物質）のことです。いちおう、これに「つつみ紙」があるタイプもあります（このつつみ紙は、タンパク質でできた殻《から》のことです）。

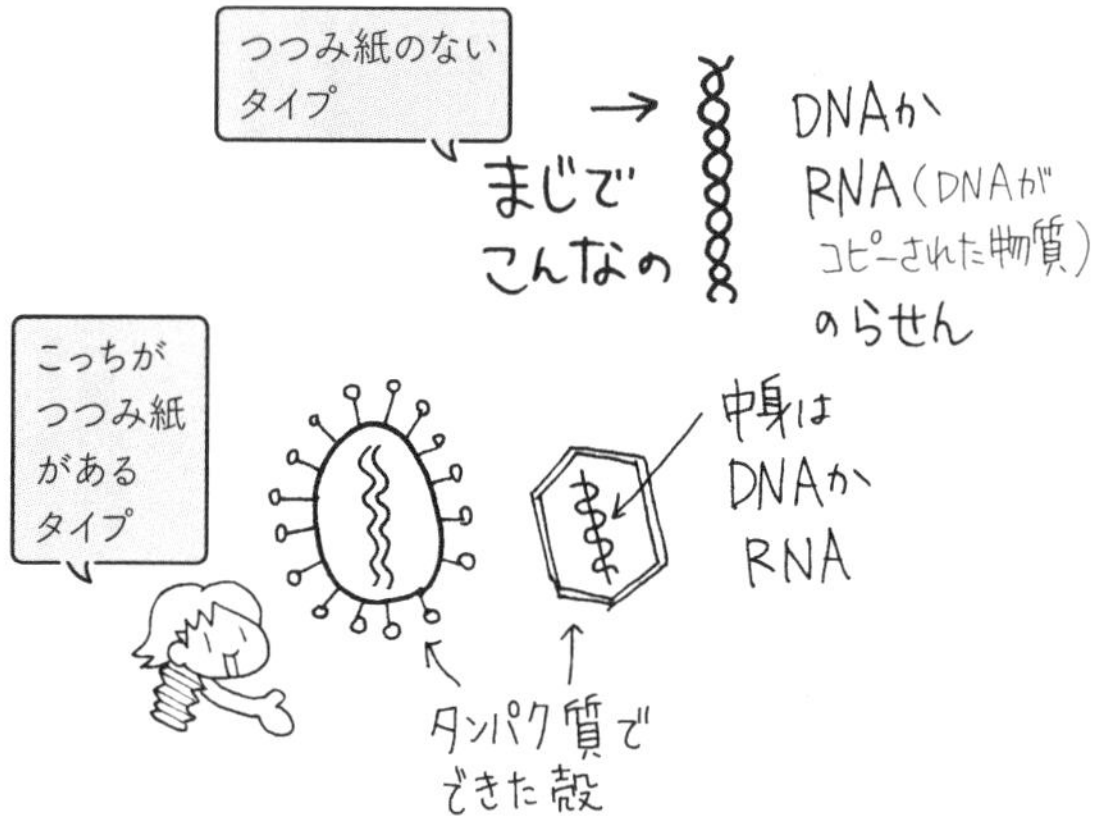
つつみ紙のない
タイプ
まじで
こんなの
DNAか
RNA（DNAが
コピーされた物質）
のらせん
こっちが
つつみ紙
がある
タイプ
中身は
DNAか
RNA
タンパク質で
できた殻

生物の細胞内に侵入！ウィルスたちの増殖作戦

ウィルスたちは、テキトーな細胞を選び、なんとかしてその細胞の中に入り込んでいきます。

そして細胞の中で、DNAやRNAをつくっている工場（たいていは「核」です）にこっそり潜入。そこで自分をコピーして、いっぱいつくらせるのです。

その後は2つのルートに分かれていきます。

1つ目は**「細胞死亡ルート」**。ウィルスが増えすぎて、寄生された細胞が**破裂し、死に**

ます。

たとえば、肝臓の細胞にすむウィルス（C型肝炎ウィルスなど）ならば、肝細胞が死にます。

肝細胞が死にまくったら肝機能がなくなる、つまり肝臓が死にます。

肝臓が死んだら人は死にます。

そして、**ウィルスたちは自由にはばたきます。**

体内の別の細胞にまた宿るもよし、他人にうつるもよし。

2つ目は**「細胞生存ルート」**。ウィルスがある程度増えたら、何事もなかったかのように外へ出ていきます。こうなると、長～い間、人類との共生に入ります。

この場合、寄生された細胞もぴんしゃんしています。症状が何も出なくて、ウィルスにかかっていることすら気付かないかもしれないです。

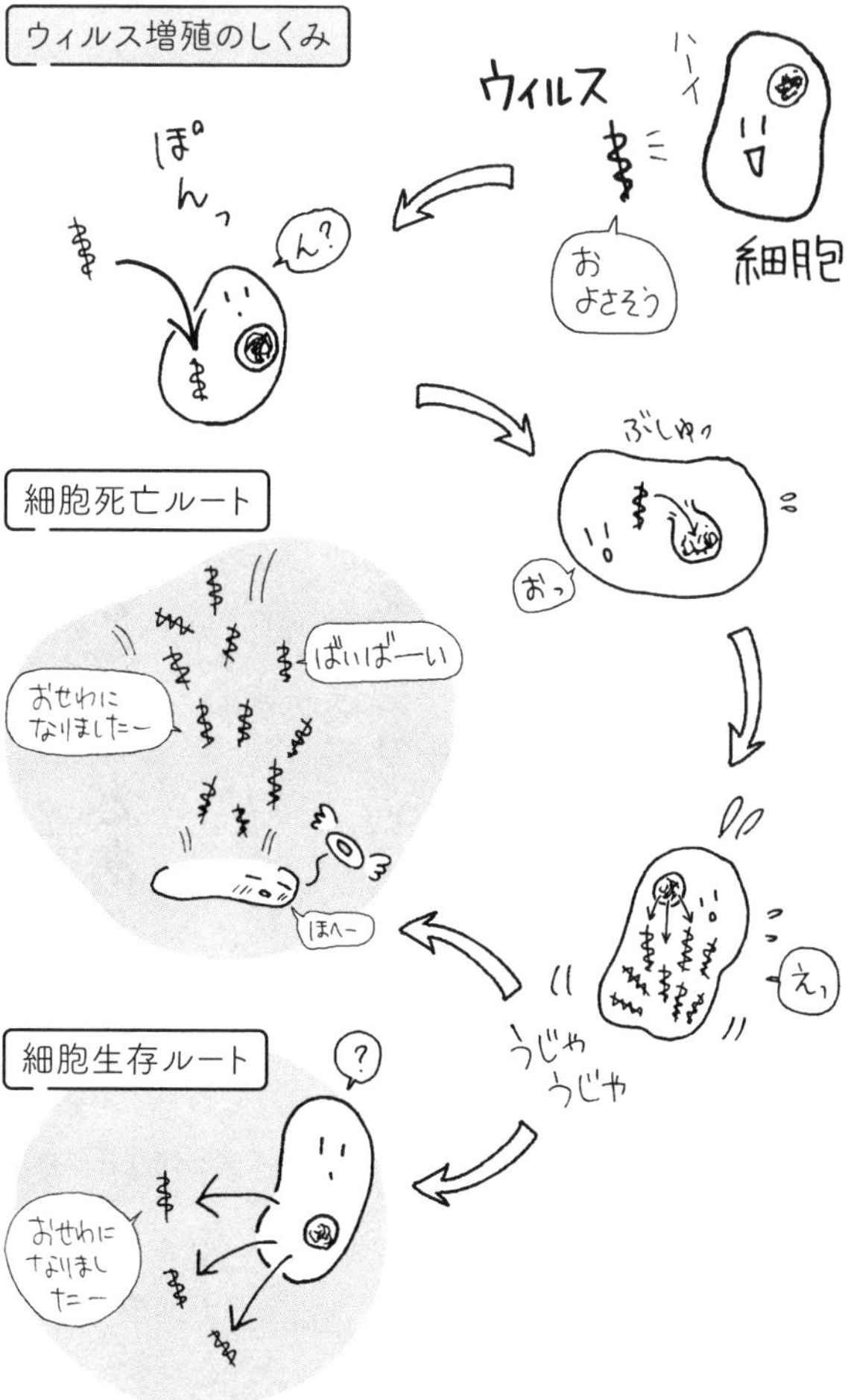
ウィルス増殖のしくみ
ウィルス
ハーイ
細胞
お
よさそう
ぽんっ
ん?
ぶしゅっ
おっ
えっ
うじゃ
うじゃ
細胞死亡ルート
ばいばーい
おせわになりましたー
ほへー
細胞生存ルート
?
おせわになりましたー

なぜウィルスは「星の数ほどある」？

ウィルスって、どのくらいの種類があるのでしょうか。

・水ぼうそう　・はしか　・風疹《ふうしん》　・肝炎ウィルス（A〜E型）
・ヘルペス　・ポリオ　・おたふくかぜ
・SARS《サーズ》　・天然痘　・狂犬病　・デング熱
・HIV（エイズの原因になるウィルス）
・黄熱病《おうねつびょう》　・エボラ出血熱
・よくあるのどの風邪　・よくあるお腹の風邪
……etc.

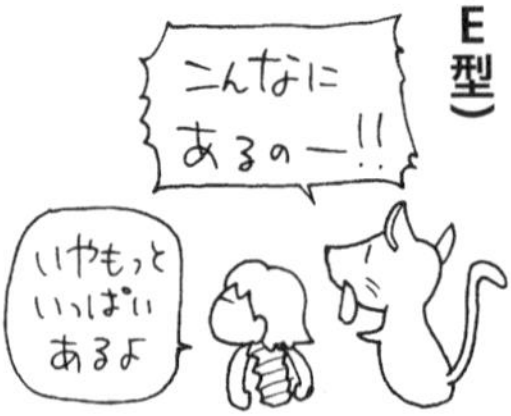

皆さんが知っていそうな有名どころだけあげても、これくらいあります。さらに、「よくある風邪」のウィルスだけで、実は100種類以上はあるのです。

そして、**基本的にウィルスには薬が効きません。**

「え、ウィルスの特効薬ってないの？」

「え、ウィルスの特効薬ってないの？」と思いましたよね？

はい。ウィルスの「特効薬」は、まだ見つかってません‼

理由は多くあります。まず、**サイズが小さくて、構造がシンプルすぎる**こと。細菌と比べてもかなり小さくシンプルな構造ゆえ、薬が攻撃するための「標的」を定めにくい。攻撃目標ポイントをなかなかつくれないのです。

また、サイズが小さいゆえにこまわりがきくのか、**しょっちゅうＤＮＡが変化する**。進化も早くて毎年構造が組み変わったりする。もう、

ウィルスの大きさ

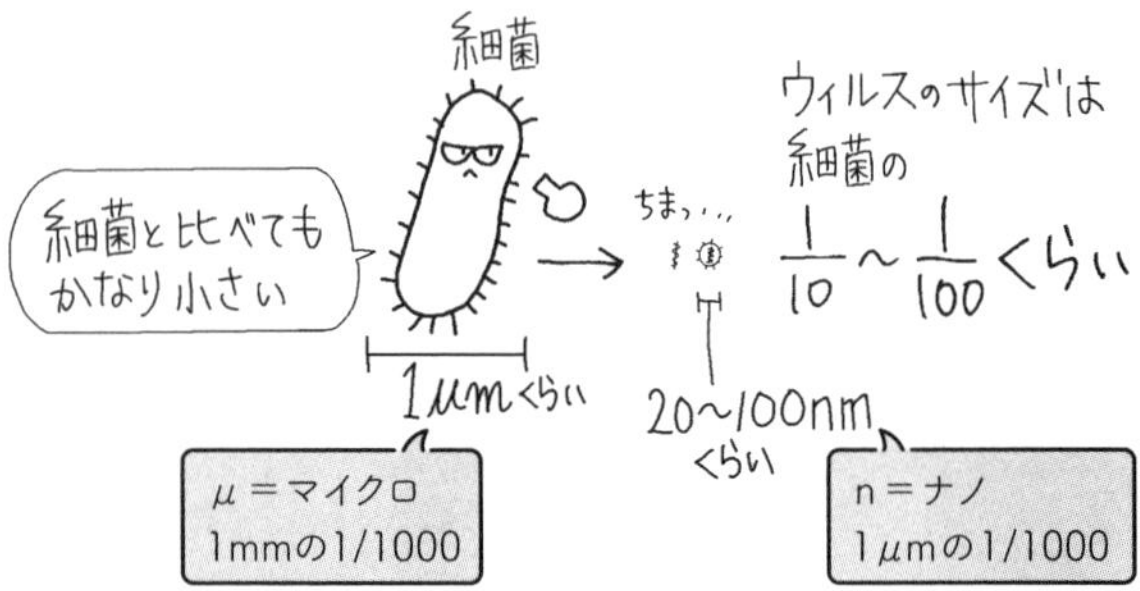

細菌
細菌と比べてもかなり小さい
ちまっ…
ウィルスのサイズは細菌の$\frac{1}{10}$〜$\frac{1}{100}$くらい
1μmくらい
20〜100nmくらい
μ＝マイクロ
1mmの1/1000
n＝ナノ
1μmの1/1000

つきあいきれん！

そんで、すぐに変異して**種類もめちゃくちゃたくさんできる**。だから、せっかくつくった**薬もあっという間に効かなくなっちゃう！**

さらにさらに、**人間の細胞の中で増殖するの**で、攻撃がしづらい。攻撃すると人間のもとの細胞も死んじゃうので、うかつなものはつくれない（これは結核と同じですね。細胞の中で増えるからやりにくい）。

そんなこんなで細菌に対する抗生物質の

ような、「いろんなウィルスに効く薬」はいまだにつくられていません。だから、多くのウィルス感染症は、

自力で治すしかないのです。

ただ、「有名どころ」だけは研究して薬をつくっています。「たま～に薬が開発されているウィルスもある」って程度ですが。

たとえば、インフルエンザウィルス、HIV（エイズ）ウィルス、ヘルペスウィルス、C型肝炎ウィルスあたりには、薬があります。

が！　それでも、薬でウィルスをゼロにすることはできません。増殖の勢いをおさえるだけです。ウィルスを完全にゼロにする薬をつくれたら、ノーベル賞とれちゃう勢いです。

ヤバいじゃん。じゃあ、どーやってウィルスと戦うの？　というお話を次の項でします。

Column

よくある風邪って、なんじゃらホイ

実は、皆さんおなじみ「風邪」も、ウィルスが原因で起こります。でも「風邪」という特定の病気はありません。くしゃみや咳や鼻水などの症状を出して、1週間くらいで勝手に治るような病気のことを総称して**「かぜ症候群」**と呼んでいます。

多くの場合、それらは名もないアデノウィルスの亜種《あしゅ》や、名もないライノウィルスの亜種に感染して、上気道（鼻やのど）に炎症を起こしている状態です。鼻汁・咽頭痛《いんとうつう》・発熱・倦怠感《けんたいかん》などを起こしますが、特に何事もなく1週間くらいで軽快します。

コホンと咳が1つ出たとして、そこで外来を受診したとします。その咳は「結核の1回目の咳」でしょうか、「かぜ症候群」でしょうか。

もちろんその症状だけでは判別がつきませんので、気管支鏡で痰をとって、培養して顕微鏡で観察を……。いやー、そんなこと、やっていられませんよね。患者さんだってたまりません。

そもそも、**「かぜ症候群」を引き起こすような無数のウィルスに対する薬は存在しません**。

よって、ウィルスの名前を特定することに意味はないのです。

もちろん、ウィルスのDNA型を調べるような高額の検査をすれば原因ウィルスを特定できます。でも、それを調べたところで治療方法は存在しませんし、多くの場合、検査結果を待っているあいだに、その風邪は自然に治ってしまいます。

医者は、とりあえず症状を緩和する薬を1週間分くらい出すでしょう。そして言うのです。

「薬がなくなっても調子が悪かったら、また来てくださいね」

かぜ症候群ならば1週間くらいでよくなります。よくならないってことは……名もないウィルスによる「よくある風邪」じゃなくて、何か有名で重大な病気かもしれません。次のステップ、つまり詳しい検査の必要が出てきます。だから医者は、「よくならなかったら、また来てくださいね」と言うのです。

普通の客商売の「毎度あり〜。次もまたごひいきに〜」とは、意味合いが少し違うんですネ。

ウィルスとの戦いは「体力勝負」って、ホント？

（基本的に）薬が効かないウィルス。じゃあ、どーやって戦えばいいのでしょう。

まず、ウィルスに寄生された細胞は、**自分で異常に気付くことができます**。そして、**「白血球戦隊」**（33ページ参照）にヘルプを出すのです。

ここからはスピード勝負です。放っておけば、細胞は破裂してウィルスをばらまきます。そうなる前に、**細胞ごとウィルスを殺す**しかありません。白血球は泣きながら、ウィルスに感染した同胞を殺していきます……。

その一方で、獲物をもとめて**血液の中をふよふよ漂《ただよ》っている**ウィルスもいます。血中のウィルスはサイズが小さすぎるので、白血球戦隊がそのままウィルスをとって食うことができません。**わかりやすい目印**をウィルスにくっつけて、目印ごとって食うという作戦をとります（この目印を専門用語で**「抗体」**といいます）。ウィルスを見つけた白血球たちは、数日かけて**目印（抗体）**をつくります。それをウィルスに投げつけることによって、白血球戦隊でも食えるようにし、むしゃむしゃと食ってウィルスを排除するのです。

ウィルスを発見！
←
抗体をつくる
←
抗体量産
←

細胞に寄生したウィルス

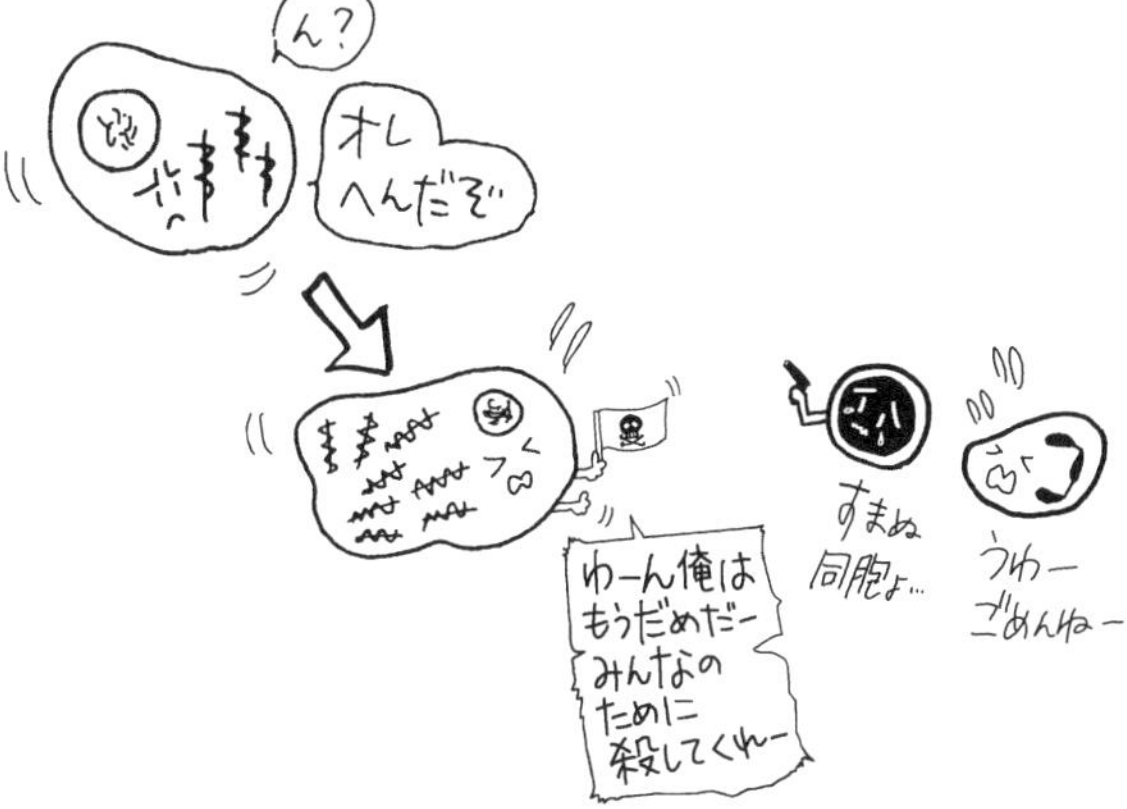

血液中を漂うウィルス

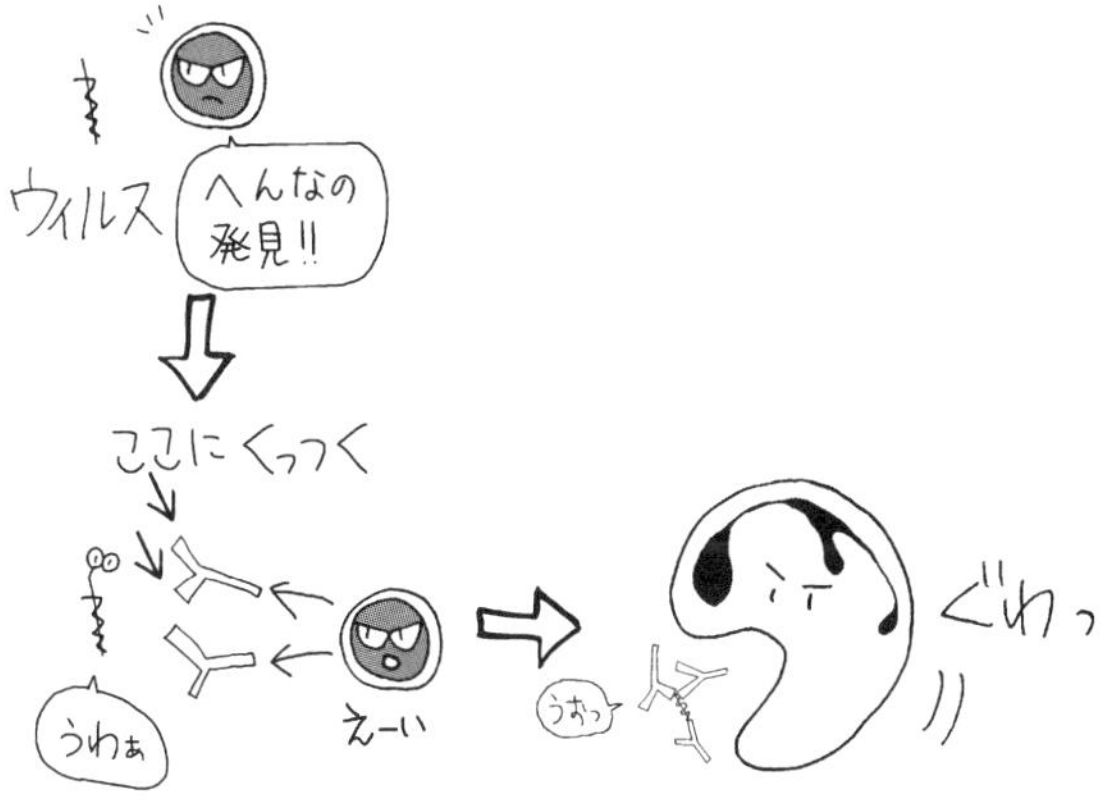

抗体がウィルスにくっつく

↓

むしゃむしゃ

の過程には、**早くても2〜3日**かかります。下手すると1〜2週間かかります。病原性の高いウィルスだと、この2〜3日を耐えきれずに人体が死んでしまいます。たとえば、**エボラ出血熱、天然痘、狂犬病**……などがこれにあたります。

これらはいずれも**死に至る病気**です。かからないようにするのが一番。まずはワクチンで防ぎましょう。

また、子ども、老人、妊婦さんなど体力のない人は、病原性の低いウィルスでも、この2〜3日を耐えきれないことがあり、これまた死にます。フツーのインフルエンザでも毎年人が死ぬのはコレです（**体力勝負**ですな）。

ウィルスにかかってしまったら、**自分の体力のみ**で戦うしかありません。体力のない子ども・老人・持病のある人・栄養状態の悪い人ほど死んでしまいます。**太刀《たち》打《う》ちできません。**

「え？　人類滅亡しちゃうじゃん！　どうすんのー‼」と思ったそこのアナタもご安心。白血球戦隊もちゃんと考えておるのです。

◯「免疫をつける」ための切り札——それがワクチンだ！

実は、以前かかったことのあるウィルスだったら、この目印を即座に大量生産することができます。

リンパ球のうちヘルパーT細胞くんという細胞は、1回見た敵を覚えています。ヘルパーT細胞くんが知ってるヤツを見つけると、すぐにB細胞ちゃんに命令を出して、抗体をつくらせます。その抗体がつきまくったウィルスは、とって食う部隊の皆さんがすぐに気付くことができ、むしゃむしゃと食っていくってワケです。

これを、**「免疫がある」**とか、**「免疫がついている」**といいます。

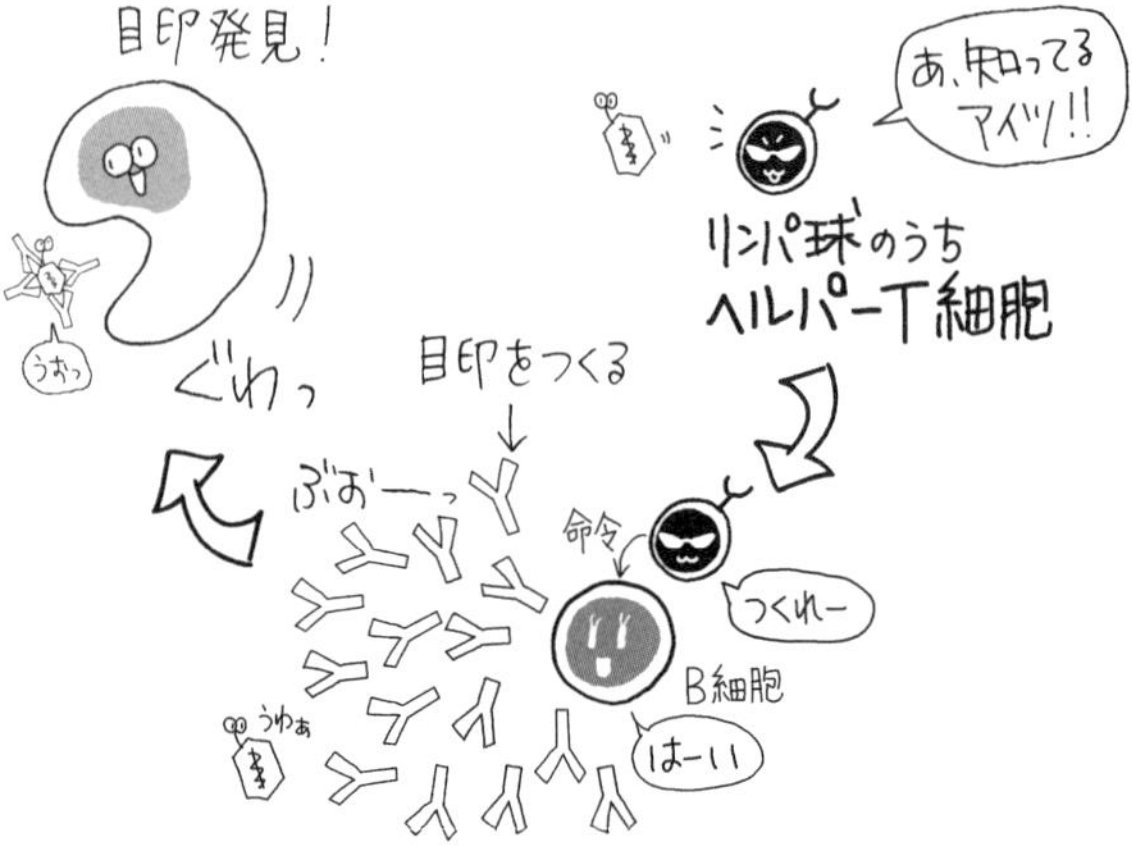

「免疫がある」ことによって、ウィルス感染したあとの、ウィルスの爆発的な増加を止めることができるので、そのあとの発症!!　を防ぐことができる。発症したとしてもすぐにおさえ込んで、軽症ですむというわけです。よかったー。

ただ、「以前かかった」って言っても、その1回目で死んじゃうくらい強いヤツらはどうすんの!?　（コワいよー）って思います。そう、そこで登場するのが

ワクチンです!!

「かかる前」ならワクチンで予防できるのだ！

世界中で流行り、たくさんの人を殺す インフルエンザウィルス

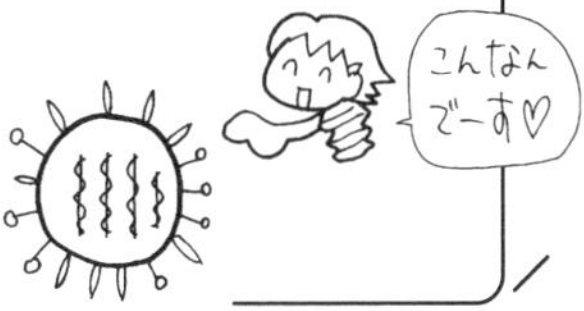

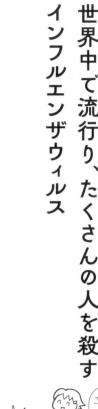

まずは、皆さんが毎年一番よく聞くであろう**「インフルエンザウィルス」**から見ていきましょう。

インフルエンザウィルスは、周囲にトゲトゲがいっぱいあって（8本×2）、しょっちゅうマイナーチェンジします。

そして、新しい型ができるたびに

世界中で流行り、たくさんの人を殺します。

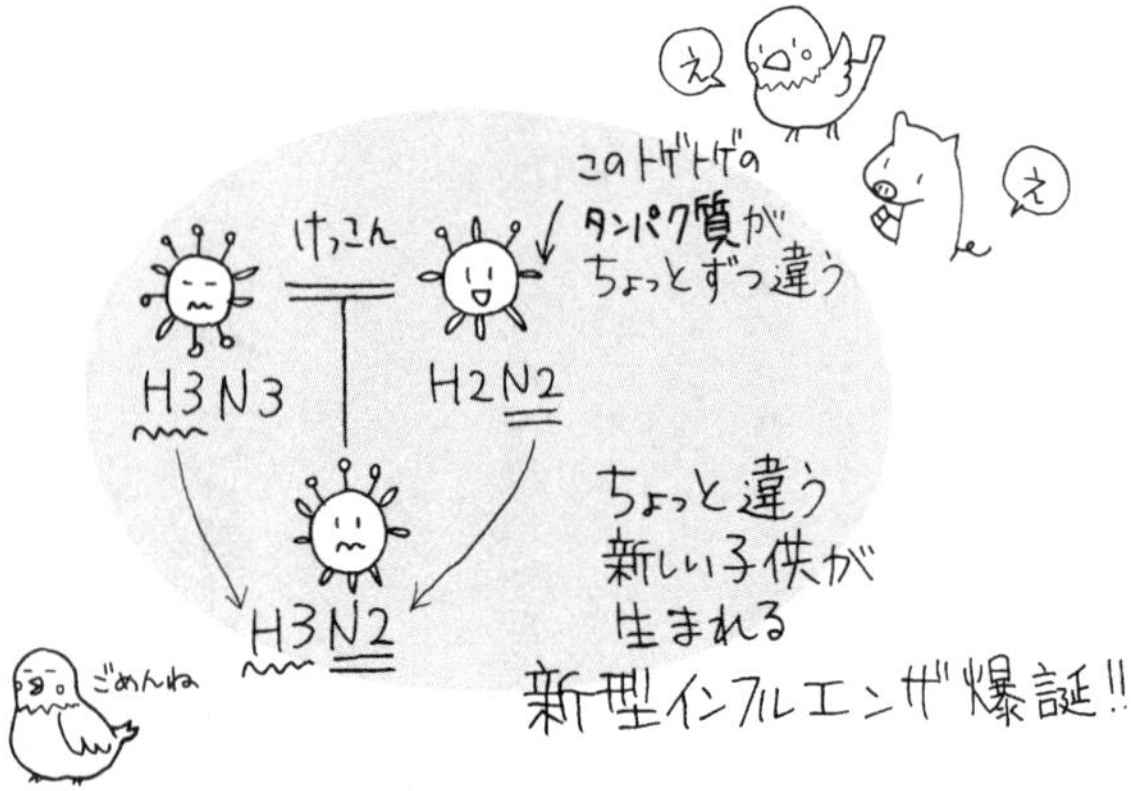
え
え
このトゲトゲの
タンパク質が
ちょっとずつ違う
けっこん
H3N3
H2N2
H3N2
ちょっと違う
新しい子供が
生まれる
新型インフルエンザ爆誕!!
ごめんね

なんでしょっちゅう「新しい型」ができるの?

インフルエンザは、鳥や豚もかかります。

そして、鳥や豚が2種類のインフルエンザウィルスに同時感染して、鳥や豚の体の中で混ざって新型が生まれるといわれています。

それが、鳥or豚の間だけでなくヒトにもうつるようになると、鳥or豚の近くで生活している人に感染します。

鳥も豚も、**世界中で家畜として飼われている&人間と距離が近い**(よく接触する)ので、世界中のどの土地、どのタイミングでも新型インフルエンザが発生する可能性があるわけです。

さらに、ヒトからヒトへうつるようになると、爆発的に感染が広がります。

パンデミックの始まりです。

◯毎年ワクチンを打つ必要があるのはどうして？

おたふく風邪のワクチンや水ぼうそうのワクチンは、小さいころに2回くらい打てばそれでOK！　だったのに、なぜ、インフルエンザは毎年ワクチンを打つのでしょうか。

次にどんな型が流行するかは誰にもわかりません。去年と同じ型かもしれないし、まったく想像もしなかったような新型が、すい星のごとく現われるかもしれない。

だから、**次の冬に流行するであろう型を大胆予想**して、次の年のインフルエンザワクチンをつくります。

頭のいい偉い人たちが一生懸命考えてくれるんだけど、

当たるも八掛《はっけ》、当たらぬも八掛です。

(外れたからって、怒らないでネ☆)

ねじ子は毎年インフルエンザワクチンを打ってますが、それでも5年に1回ぐらいは、患者さんからインフルエンザをもらっていました。そんなもんです。

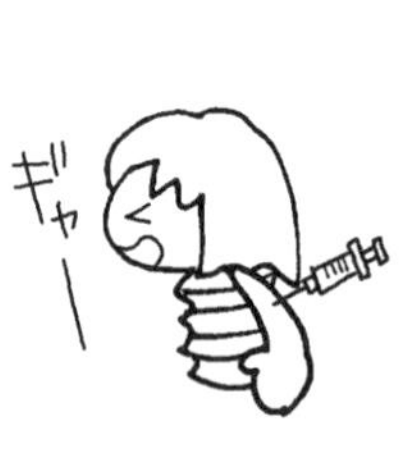

Column

インフルエンザの2つの童謡

私の死んだ母は、1月7日になるといつも七草粥《ななくさがゆ》をつくってくれました。

七草粥とは、人日《じんじつ》の節句の日に7種類の野菜が入った粥を食べて無病息災を願う風習のことです。セリ・ナズナ・ゴギョウ・ハコベラ・ホトケノザ・スズナ（かぶ）・スズシロ（大根）で、「春の七草」と呼ばれます。

子どもの自分の目には雑草にしか見えない草花を、包丁で切り、すりつぶし、こんな歌を歌いながらお粥を煮込んでいた母の姿をよく覚えています。

「七草なずな　唐土《とうど》の鳥が　日本の国に　渡らぬうちに　トカトントン」

※この歌は地域によって違いがあります

昔の日本人は、ユーラシア大陸から来る渡り鳥が、その後の季節（一番寒い冬）に流行る病気を運んでくると知っていました。現在の医学では、それはまさにインフルエンザウィルスだとわかっています。

七草粥の風習は古く、『枕草子《まくらのそうし》』にも記載があるほどです。

当時の多くの日本人は、海の向こうに何があるのかすら、よく把握《はあく》していなかったはずです。それなのに、海の向こうから来る渡り鳥が新種のウィルスを運んでくることを知っていた。なぜでしょう。わかりません。

長い時間と経験の積み重ねによってはぐくまれた叡智《えいち》としか言いようがありません。

一方、スペイン風邪が流行した１９１８年のアメリカでは、少女たちがこんな歌を歌いながら縄跳びを跳んでいました。

I had a little bird,　（小鳥を捕まえました）
Its name was Enza.　（小鳥の名前はエンザっていうの）
I opened the window,　（家の窓を開けたら）
And in-flew-Enza.　（エンザが中に入ってきたの）

（最後の in-flew-Enza は、「インフルエンザ」と読みます）　※ねじ子訳

スペイン風邪はスペインで生まれたわけではありません。その発祥はアメリカ北西部といわれています。ではなぜ「スペイン」風邪なのでしょうか。

時代は第一次世界大戦の真っ最中でした。戦争に参加せず中立国だったスペインだけが、この「忌まわしい風邪の大流行」をいち早く報道したのです。

戦争の参加国は、バタバタと人が死んでいるにもかかわらず、戦況に与える影響を恐れ、病気の情報をひた隠しにしていました。情報統制をしていれば、大がかりな衛生的対策も遅れます。結果として対応は後手後手になり、インフルエンザの流行はさらに拡大していきました。

アメリカ軍がヨーロッパに進軍することでインフルエンザは大西洋を渡り、さまざまな国の兵士たちが倒れ、病気のまま国元に帰ることでさらに感染を広げていきました。

そんな情報統制のもとにあったアメリカの子どもたちがこんな歌を歌っていたのです。市井《しせい》の人たちも「インフルエンザが鳥によって運ばれる」と経験的に知っていた、ということになります。なぜでしょう。不思議です。

ちなみに、スペイン風邪が鳥インフルエンザ由来と科学的に証明されたのはなんと！　流行から約80年後の1997年です。アラスカ凍土から発掘された遺体を解剖して、肺の中にあったDNAを解析し、明らかになりました。

「おばあちゃんの知恵袋」と呼ばれるような先人たちの経験則は、（もちろんただの偏見や誤解も多いのですが）決してあなどってはいけませんね。

Column

インフルエンザ——人類殺りくの歴史

ここでちょっと、インフルエンザの歴史を振り返ってみましょう。

1918～1919年にかけて、世界で6億人が感染し、5000万～1億人が死亡したとされる**「スペイン風邪」**が大流行しました。**地球上の人類の約3分の1が感染した**というこのスペイン風邪は、2年をかけて世界を一周し、多くの人が抗体を得たことでおさまりました。

そのおよそ40年後の1957年に流行った「アジア風邪」は、たった半年で世界中に広がり、100万人が死亡。さらに約10年後に流行した「香港《ホンコン》風邪」も、50万人が死亡しています。

1977年には中国とソ連から新型のインフルエンザが流行、「ソ連風邪」と呼ばれています。1950年ごろに流行るも、その後まったく確認されていなかった型のウィルスが、ほとんど変異せずに突然流行したため、「研究所に保存されていたウィルスが何らかの理由で流出したのでは？」という説も出ています。

いずれにしろ、この「ソ連型」は、2009年まで、冬ごとに流行る季節性インフルエンザのもとになりました。

そして2009年、メキシコ豚のインフルエンザから「新型インフルエンザ」が流行します。世界中で流行したこの新型インフルエンザもまた、スペイン風邪のウィルスの子孫です。2009年の新型インフルエンザは、それまで流行していた季節性インフルエンザを駆逐《くちく》。「ソ連型」は2010年以降消えてなくなりました。

このようにインフルエンザは、新型がひとたび流行するとそれが定番になり、前の型を駆逐して、次の年から「季節性インフルエンザ」になります。すごいですね。

インフルエンザの特効薬《おくすり》の「効き方」

インフルエンザはいったん流行すると、世界中で大量の人を殺す〝とんでもウィルス〟なので、研究者は日々頑張っておくすりを開発しています。

初めてできたインフルエンザのおくすりが**「アマンタジン」**です。

でも、アマンタジンは乱用されまくってしまって、効かなくなってしまいました……。これから出てくるインフルエンザウィルスには、アマンタジンへの耐性がついちゃってる可能性が高いです。

２００５年のワシントンポストに、「中国で鳥の飼料にアマンタジンが混ぜられていた」という記事が載りました（中国政府は否定）。真偽はともかく、そのくら

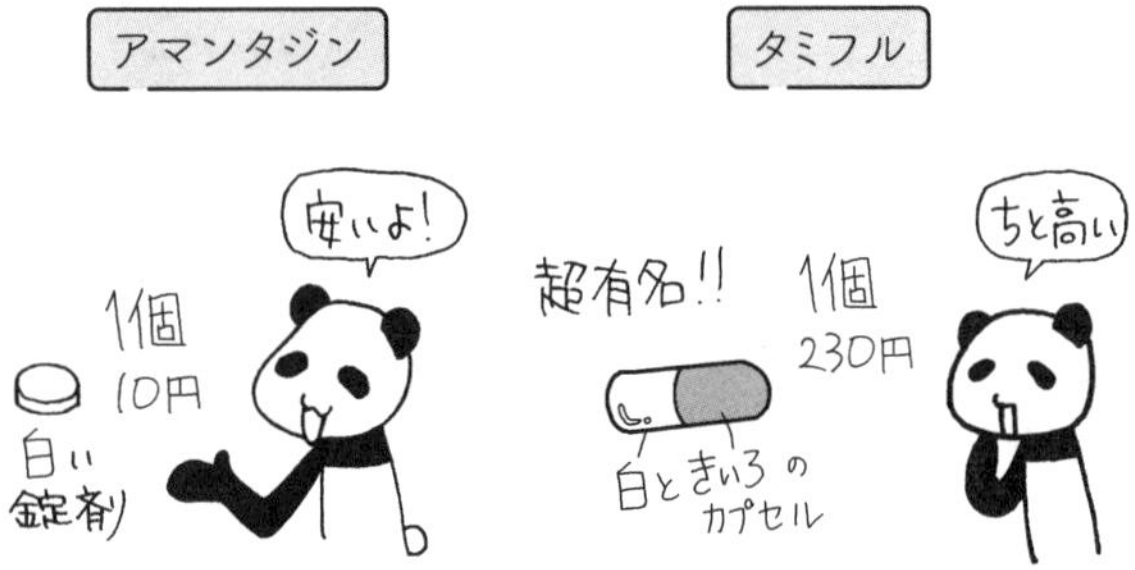
アマンタジン
安いよ!
1個
10円
白い
錠剤
タミフル
ちと高い
超有名!!
1個
230円
白ときいろの
カプセル

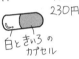

い乱用されたってことです。

次にできた特効薬が**「タミフル®」**。超有名ですね。これは、まだまだ効きます。

ウィルスの増殖をおさえる薬なので、**最初（ウィルスが増える前）に飲まないと効果が薄い**です。

インフルエンザで病院に行くと、「タミフルは、熱が出てから48時間以内に飲まないと意味がない」って言われるのは、このためです。48時間後だと、ウィルスが増殖しきっちゃっているんですね（まぁそれでも処方することが多いけど）。

◯「二次感染」と「脳症・突然死」の恐怖

なぜインフルエンザで死ぬのか。うーん、なんでかねぇ。いろいろあるのよねぇ。

たとえば、熱や脱水に体力が追いつかない。これらの症状が続くのは**5日間**。

タミフルと、ポカリスエットと、ティッシュペーパーの箱をかかえて5日間布団にこもりましょう。

この5日間をのりきれば、たいていは何事もなかったかのように回復します。でも、その5日間を耐えられない、体力のない人（老人や子どもや妊婦さん、栄養状態の悪い人）が死んじゃう。

あとは、のどや気管支や肺にインフルエンザウィルスがつくパターン。のどや気管支が腫れ（のどが赤くなります）、**細菌に二次感染**して肺炎を起こすと、呼吸困難で死にます。

スペイン風邪では、かなりの人がこれで死にました。抗生物質ができた現在では、細菌の二次感染による死者はかなり減ってます。

また、インフルエンザは脳にもつき、その場合は**インフルエンザ脳症**で死にます。そして、たまに心臓にもつきます。すると**心臓が止まって突然死**することがあります。超怖いです。

この2つは、あっという間に死ぬから本当に怖い。発熱してすぐ&インフルの診断がつく前とかでも死んじゃうんです。治療が間に合わない例です。

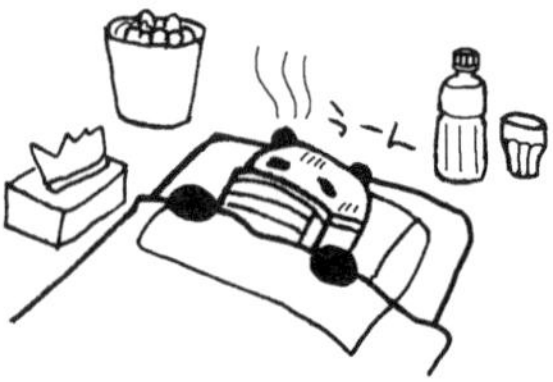

「なっちゃったら、おしまい」――天然痘と人類の仁義なき戦い

ウィルスに対抗する唯一の方法、それはワクチンです。**予防です。**

ワクチンなんて、たいしたもんじゃねー、と思うでしょ？　でも実は、上手く使えば、**狙ったウィルスを絶滅に追い込める唯一の方法**なのだ!!

人類は、ワクチンの力で

自然界の天然痘ウィルスを1匹残らず駆逐した

んだよ!!

天然痘ワクチン開発！　でも「治す薬」は一つもなし！

天然痘は、人類の歴史とともにある、すげー古い病気です（エジプトのミイラの顔にも天然痘の跡があるよ！）。ちなみに日本には、仏教と同じ時期に海を渡ってやってきました。奈良の大仏も、天然痘の流行をおさえるためにつくったといわれています。

むかーしむかし、イギリスのとある地方の牛飼いや乳搾《ちちしぼ》りさんの間で、牛痘《ぎゅうとう》（牛の天然痘。ヒトにもうつるけど軽症ですむ）が流行していました。そしてそこには、**「牛痘にかかると天然痘にならない」という言い伝え**がありました。

この噂《うわさ》をききつけた田舎医師のジェンナーさんは、天然痘になった牛の乳搾りの女性と、実験台の男の子を用意しました。

余談ですが、ジェンナーさんは自分の息子を予防接種の実験台にした、という美

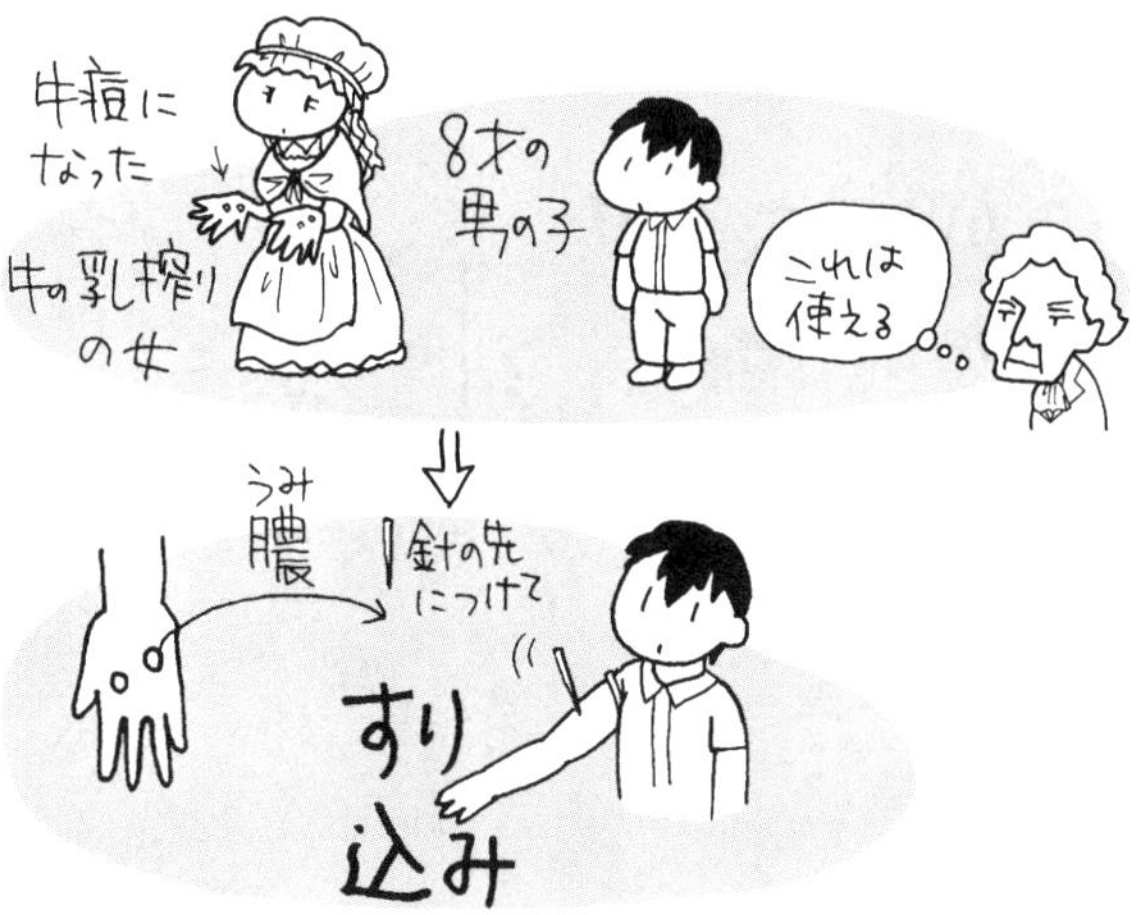
牛痘になった
牛の乳搾りの女
8才の男の子
これは使える
膿《うみ》
針の先につけて
すり込み

談ばかりが取り上げられます。しかしホントは、一番最初は、自分の家の貧乏なめしつかいの子どもを実験台にしていたのですねートホホー……。明治時代に教科書に載せるとき、子ども向けの伝記にするために改変されたようです。

　そんなジェンナーさんは、乳搾りの女性の牛痘の水疱《すいほう》から膿を取って、男の子の皮膚に傷をつけてすり込みました。

　すると、男の子は牛痘にかかります。ちょっとだるいですが、天然痘に比べたら軽いもんです。

　そしてここからが大事!!　その男の子に**本物の天然痘の膿を持ってきてすり込**

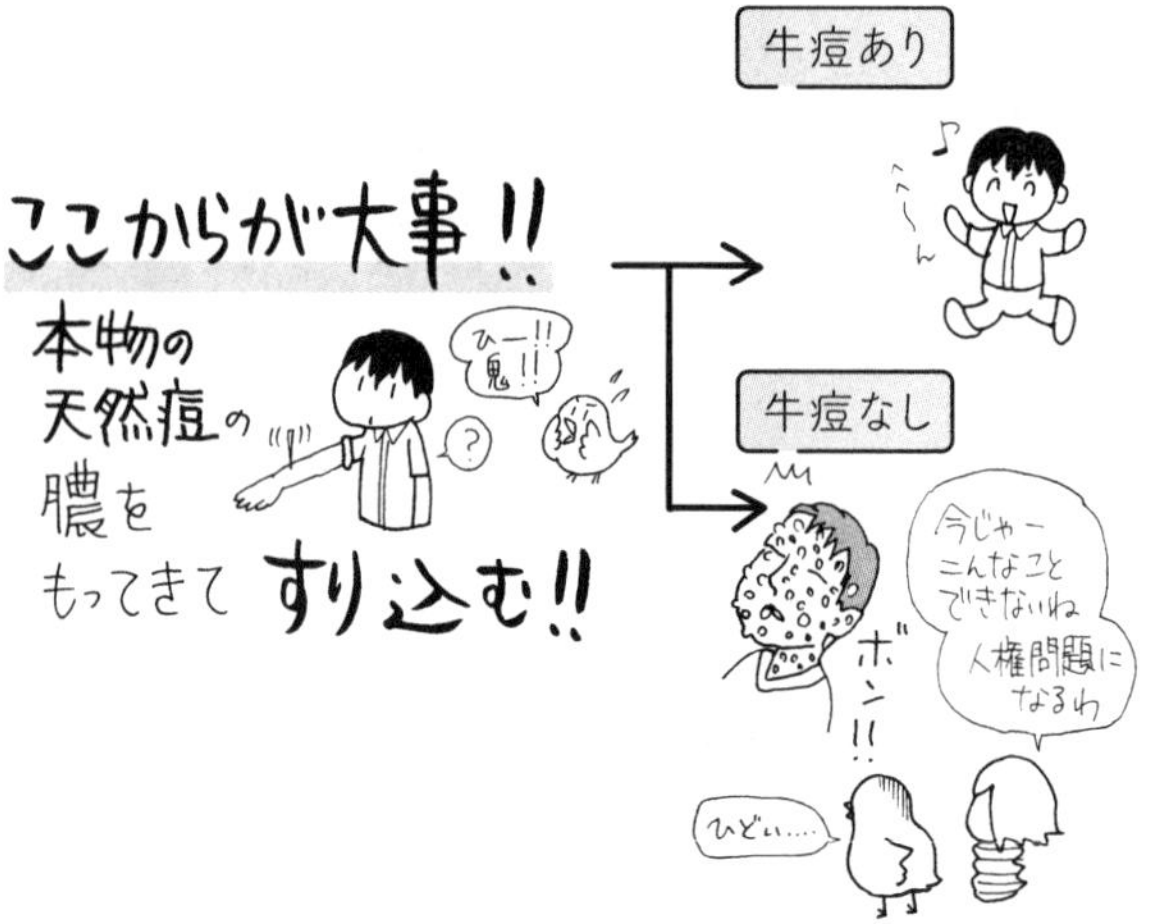

んだのです!!（ひー!! 鬼ー!!）

しかし、少年は天然痘にかかりませんでした!! やった!! 免疫成功だ!!

ちなみに、きちんと比較対照するため、何もせずただ本物の天然痘の膿をすり込んだ子どもも用意して、しっかり天然痘になるのも確認しました。恐ろしい!!

そしてジェンナーさんは、次に自分の息子を実験台にしたのでした。

この方法で、**ワクチンで免疫をつける、という概念**が生まれました。「vaccine《ヴァクチン》」って言葉も「vacca（雌牛）」からきたものです（ただ、一部ではワクチンを打ったところから牛になるというデマも流れました)。

そして、1958年からWHOによる

天然痘ワクチン普及&天然痘根絶大作戦

が始まりました。

世界中で天然痘ワクチン接種が行なわれて、1977年を最後に、自然での感染はゼロになり、1980年に天然痘根絶宣言が出ました。

今現在、自然界には天然痘ウィルスは1匹たりとも存在しないといわれています。

結局現在に至るまで、天然痘を治す薬は一つもできなかったし、有効な治療法もまーったく見つかってない。にもかかわらず!! 天然痘は撲滅されたのです!! **人類の知恵の勝利**といっていいと思います!!

今でも天然痘は「なっちゃったら、おしまい」の病気です。戦争やテロで使われないように祈ってます。

天然痘を根絶できた「偶然の重なり」とは？

天然痘が根絶されたのは、いくつかのスゴい偶然が重なったからなのです。主だった理由は大きく5つ。

理由1 **人間以外にこのウィルスにかかるorキープする動物がいない。**

動物がウィルスをキープしてると、その動物を絶滅させるor人間からひき離すor動物も捕まえて治さなきゃいけなくなる。これはすごく難しい。世界中でやるのは無理だよネ。

理由2 **潜伏《せんぷく》期間が短い。**かつ、

理由3 **治ればおしまい。**完治しちゃう。

体の中にウィルスがとどまらない。ウィルスを体内に飼っているのに症状が出ない人、つまり**「キャリア」**もいない。潜伏期間が長かったり、「キャリア」の人がいたりすると、症状が出るまで気付かずにor症状がおさまった後すぐ、普通に日常生活を長期間、送っちゃうので、そのあいだに周囲にウィルスが広がります。よって、乳母や使用人には、天然痘にかかった「あばた（天然痘が治った跡。皮膚に残るぶつぶつとした小さなくぼみ）」のある人が重宝されました。

理由4 **隔離がラク。**

天然痘は、発疹が出てる時期だけ他人にうつります。つまりその時期だけ隔離していれば、感染を防ぐことができます。

理由5 **診断がラク。**

見た目ですぐ診断できる。誤診されたり、ほっておかれることが少ない。ワクチンの跡もくっきりしてわかりやすい。

日本では1975年まで定期の予防接種として実施されてました（その後5年間

は任意で、1980年に完全廃止)。それ以降はやってません。よって、ある程度以上の年の人には、ワクチンの跡として、**二の腕に丸い跡**があります。1975年生まれが定期接種の最後の世代です。

「同じ手」をほかのウィルスに使えないの?

じゃあ同じ手を使えばいいじゃん!! どんなウィルスだって駆逐できるはず!!……というわけで、たくさんのワクチンが開発されています。でも、なかなか病気の根絶までには至ってないのよねー。

逆にいえば、紹介した 理由1 ~ 理由5 のうち一つでも抜けると、そこで病原体のウィルスがキープされてしまうのです。プールのように貯蓄されて、また世界のどこかで、ふとしたきっかけでドカッと流行してしまうのだ。

というわけで、ワクチンはいまのところ、ウィルスに対抗する唯一の手段なのですが……日本人はワクチンの注射、あまり好きじゃないですよネ。一人でも副作用

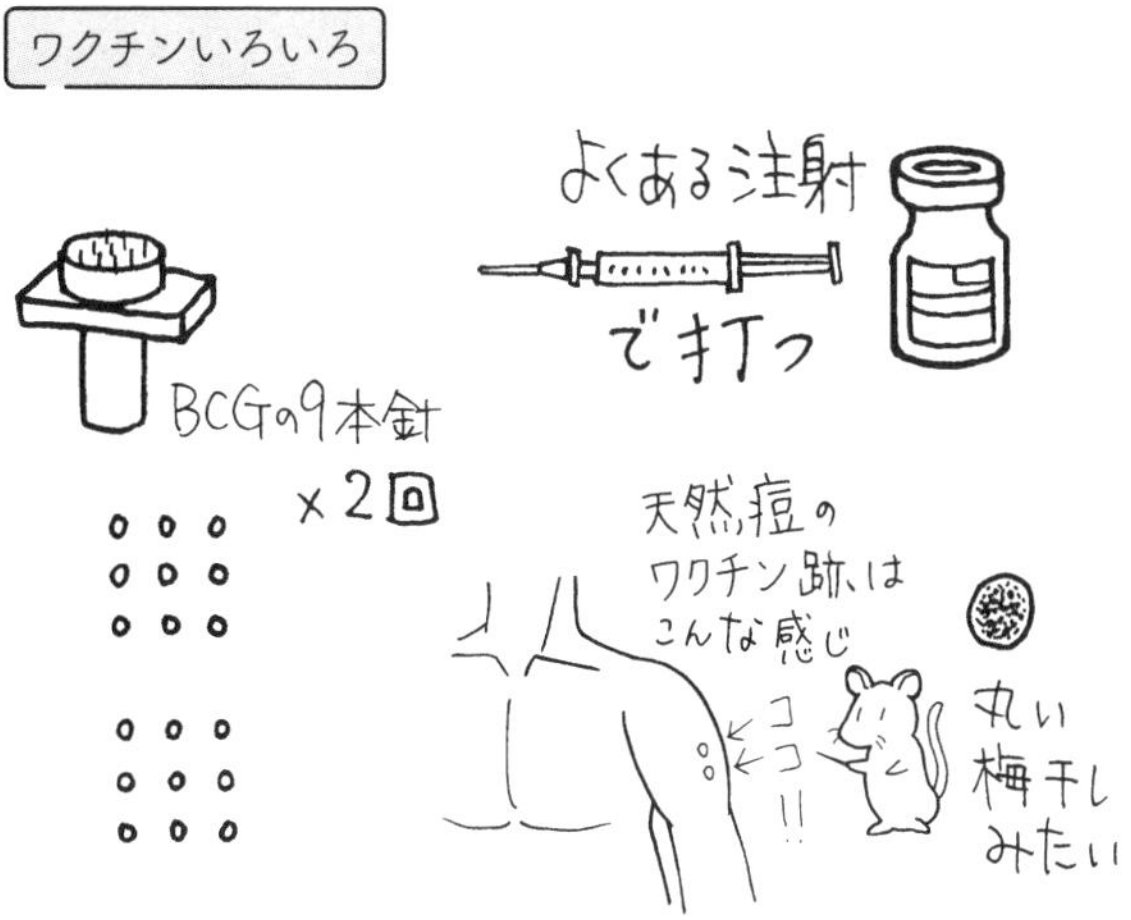
ワクチンいろいろ
よくある注射
で打つ
BCGの9本針
×2回
天然痘のワクチン跡はこんな感じ
ココ!!
丸い梅干しみたい

があると、すぐマスコミに叩かれて、すぐやめちゃう傾向が強いです。ふしぎ。

日本はワクチン後進国です。

日本で子どもに打つワクチンは、BCG（結核に対する生ワクチン）、麻疹《ましん》・風疹、日本脳炎、四種混合（百日咳・破《は》傷風《しょうふう》・ジフテリア・ポリオ）、Hib《ヒブ》、肺炎球菌、ロタウィルス、B型肝炎、水ぼうそう、などなど……（もっと打てるワクチンはいっぱいあるのに、あんまりやる気ないのよねー……）。

世界に比べると、大きな遅れをとっています。私は自分の子どもには、できるだけ全部打ってますよー。

もっか、日本でひっそり増加中！HIV（エイズの原因ウィルス）

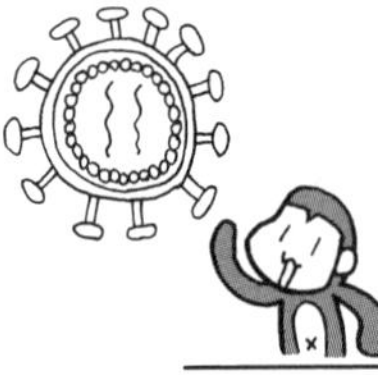

もっか、日本でひっそりと水面下増加中の**「HIV（正式名称はヒト免疫不全ウィルス）」**。エイズ（後天性免疫不全症候群）という病気を発症する原因となるウィルスです。本体はすげぇ小さくて、RNA2本のみです。

さて、これはどこからやってきたのか。

HIVのサルバージョン、SIV（正式名称はサル免疫不全ウィルス）は、アフリカのサルとチンパンジーのあいだで流行していたウィルスだといわれています。

このウィルスは、サルのあいだでは、そこそこ上手く共存していました（アフリカミドリザルのなかでは病気すら起こさず共存してた）。

そのサルの肉を食べたチンパンジーがＳＩＶに感染し、その個体の肉を食べたor肉をさばいたときに手を切って、人間の体内に入ったのではないか、といわれています。

アフリカの貧困地域では、食料不足により、今でも野生動物の肉を食べるし、そこらへんの道ばたで、野生動物の死骸が「ブッシュミート」という名で売られています。違法ですが止まりません。彼らには、ほかにタンパク質源がないのです。

このようにして**サル↓チンパンジー↓ヒト**に入ったウィルスが、さらにどこかで**ヒト↓ヒト**へと感染できる能力をゲット!!　アフリカの人間のあいだで静か～に広まっていきました。１９５０年には、「スリム病」という謎のやせる病気が中央アフリカで報告されていました。これは、あとからわかったことですが……。

そして、１９７０年代には欧米で病気が広まり、

パニック!!

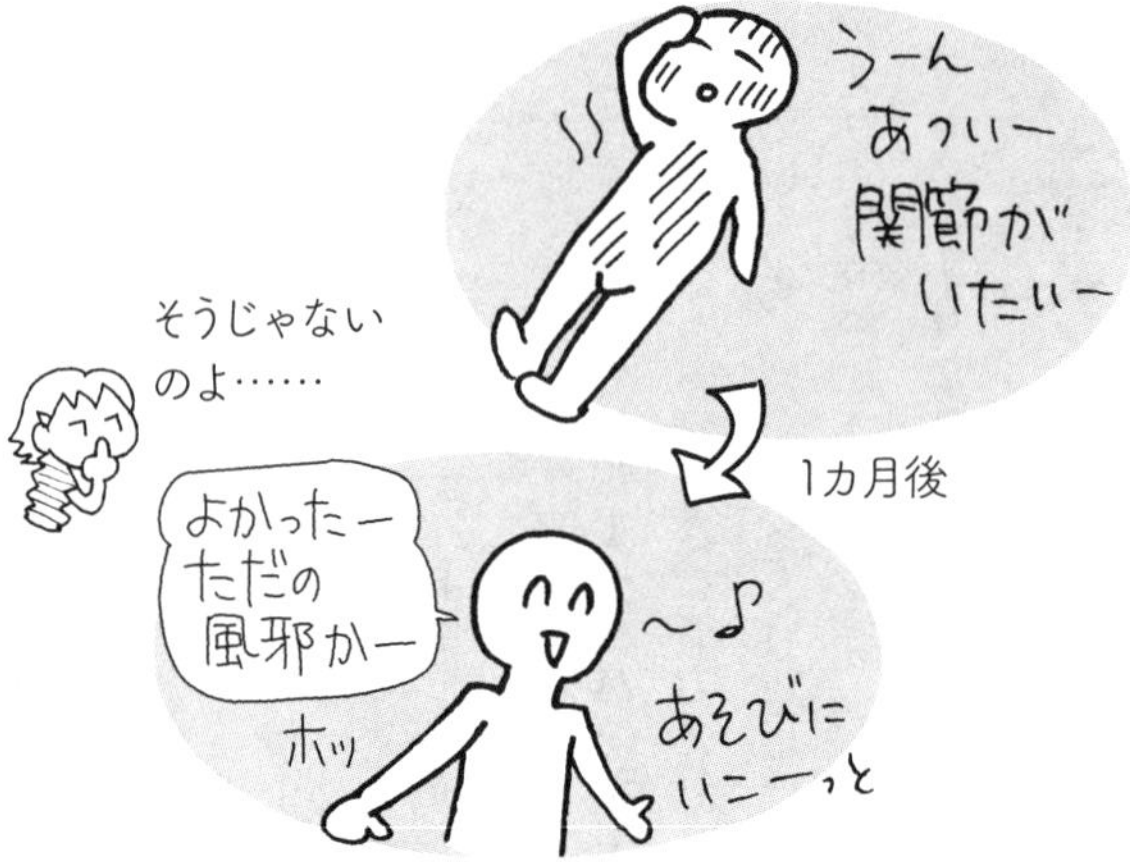
うーん
あついー
関節が
いたいー
そうじゃない
のよ……
1カ月後
よかったー
ただの
風邪かー
ホッ
～♪
あそびに
いこーっと

になりました（ちなみにはじめは、アメリカの同性愛者の病気として発見されました）。

人を「免疫不全」に追い込むメカニズム

ＨＩＶというウィルスは、35ページで紹介した**白血球戦隊のボス、ヘルパーT細胞の中で育ちます**。ボスの中に寄生するから、すげぇやっかいなのだ。

最初に感染したときは**爆発的**にウィルスが増えて、インフルエンザみたいな症状が出ます（感染後2～4週間くらい）。ただ、

1カ月くらいで症状はおさまり、なーんにもなくなります。

でもこれは、**ウィルスが消えたわけではありません**。ヘルパーT細胞は爆死し続けています。爆死に対抗して新しくヘルパーT細胞をガンガン量産して、なんとかおぎなっているのです。よって、

表面上は何事も起きていないかのように見える。

そして、何年にもおよぶ戦いのあと……（何も治療しなければ3～10年くらい、治療するともっと長くもつ）、いつか負けて、ヘルパーT細胞の数が**どんどん減っていきます**。そしてボスがいなくなった白血球戦隊は、戦闘ができなくなっていくのです。

すると、普通の人間ならさっさと排除するような**弱い菌**や**ウィルス**や**カビ**に続々と感染していきます。もちろん医者はなんとかしようとして弱い菌やウィルスやカビに効く薬（抗生物質とか抗真菌薬とか）を投与しまくりますが、どーにも追いつかず、肺炎や敗血症になって死にます。

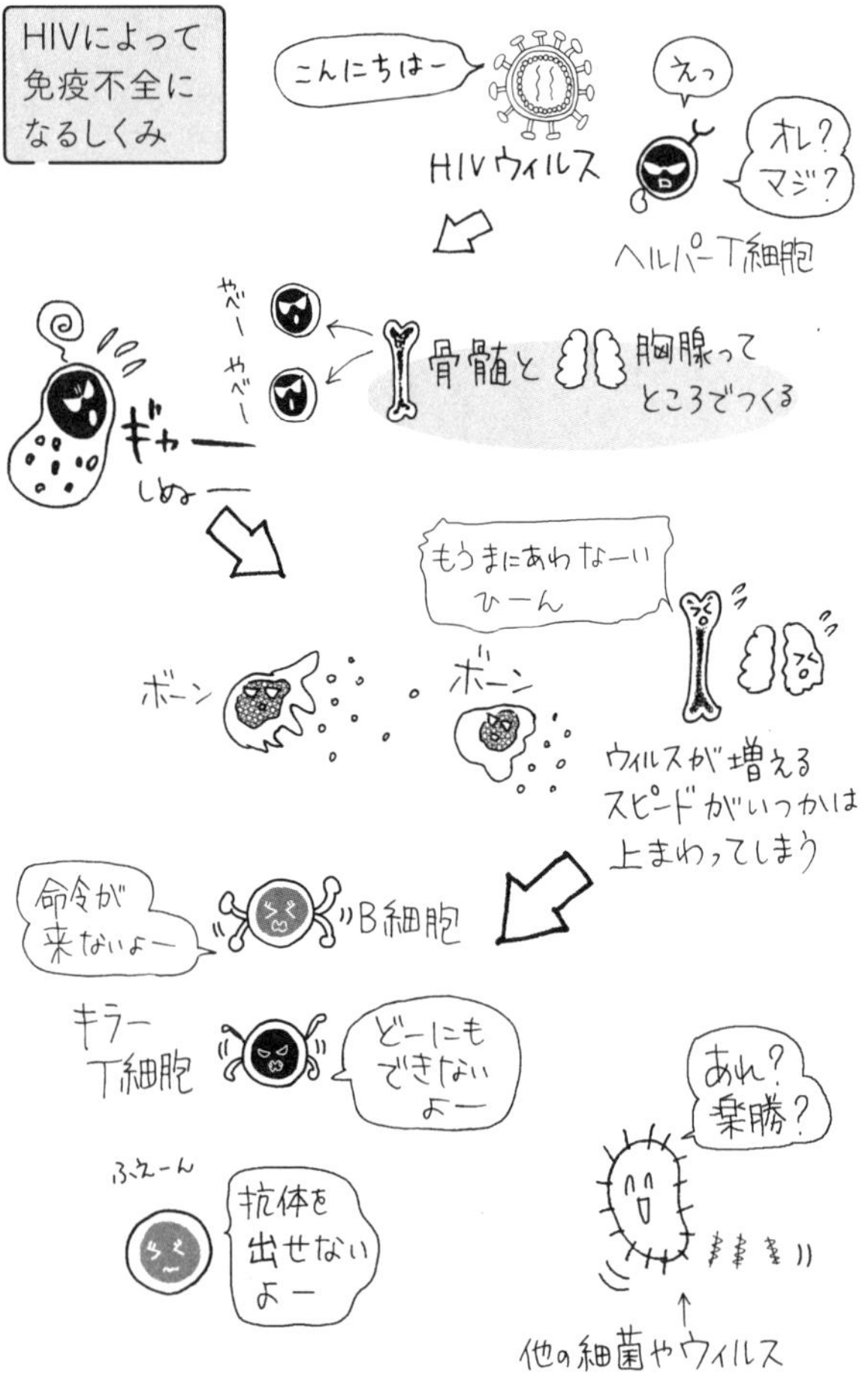
HIVによって免疫不全になるしくみ
こんにちはー
HIVウィルス
えっ
オレ？マジ？
ヘルパーT細胞
やべー
やべー
骨髄と胸腺ってところでつくる
ギャー
しぬー
もうまにあわなーい ひーん
ボーン
ボーン
ウィルスが増えるスピードがいつかは上まわってしまう
命令が来ないよー
B細胞
キラーT細胞
どーにもできないよー
ふえーん
抗体を出せないよー
あれ？楽勝？
他の細菌やウィルス

◯HIVウィルスは「まだまだヒモとして未熟」

HIVは、とても弱いウィルスで、人間の体の外では生きられません。空気中じゃ生きられないし、どっかに血がついちゃっても、表面が乾けばすぐ死にます。うつることができるのは、粘液（口・腸・肛門・性器）、血液、体液（母乳・精液・膣《ちつ》分泌液）の**かなり濃厚な直接触**だけです。外では生きていけない。宿主である人が死んだらウィルスも死にます。

なのにどーして人を殺すの⁉

わかりません。

「神が人間にあたえたもうた暗殺者」だとか、「増えすぎた人類への罰」とか、「どこかの組織がつくった殺人ウィルス兵器」などの陰謀論を語る人もいますが、どれも科学的じゃないよネ。初めは、欧米の同性愛者の間で大流行が確認されたので、

「同性愛者に対する神の怒り」みたいな無茶苦茶なことを平気で言う人たちもいました。

科学的に考えると、HIVは**人とのつきあいがまだまだ浅い、歴史の浅いウィルスで、まだまだ未熟**だといえます。人間も、まだ対抗策を練ってる最中です。

30ページの「真のヒモ」の理論を思いだしましょう。宿主を殺すようではヒモとしてまだまだ未熟なのです。HIVウィルスちゃんは、まだ若いのですな。

◯いい薬が完成！「人類との共生」も間近？

今現在は、HIVにはいい薬ができました。ウィルスを完全に体内から消すことはできないけど、増殖はおさえられる薬です（インフルエンザの薬と同じだね‼）。

HIVウィルスができる量を極力減らして、爆死するヘルパーT細胞をなるべく少なくし、均衡をなるべく長く保ちます。

薬さえ飲んでいれば、普通に学校に行ったり、仕事をしたり、日常生活を送ることも可能です。子どもを産むこともできます。1日1回内服の薬も増え、血中のHIVウィルス量を検出できないほどにおさえ続けることもできるようになりました。

血液中HIVウィルスの量が検出限界値未満で6カ月以上おさえられている感染者は、性交渉によって他人にHIVをうつすことはないといわれています。ある意味、ほかの慢性的な病気とあまり変わらないところまできました。

医学の進歩によって、**HIVも人類との共生に一歩ずつ近付いている**といえますね!!

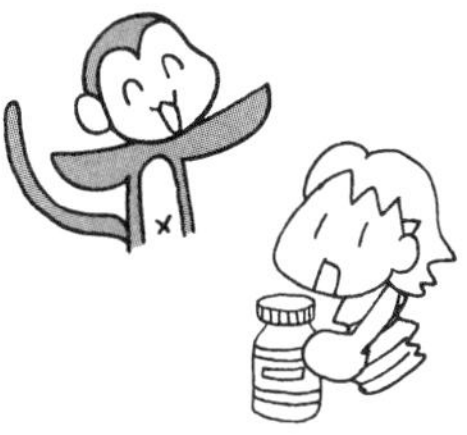

人口の25%がHIVに感染、平均寿命が17歳下がった国も

その一方で、薬が手に入らないor高すぎて買えない地域では、また違った問題が発生していました。

1990〜2000年代のサハラ砂漠以南のアフリカ中部から南部では、HIVが静かに、そして爆発的に広がっていました。南アフリカ共和国では、15〜49歳のHIV感染率が21・5%（2003年）、妊産婦のHIV感染率はなんと29・5%（2005年）。実に、**国民の約4〜5人に1人がHIVに感染している状態**です。

貧困ゆえにHIVの治療薬や対処法も行き届いておらず、HIVの母親から生まれた子どもの多くがそのままHIVに感染します。そして幼くして免疫不全を発症し、死んでいきます。**ボツワナの平均寿命は、1990年には63歳であったのが、**

HIVの蔓延により2009年には46歳にまで下がりました。貧困により抗HIV治療薬はおろか、コンドームすら購入できない人々も多かったのです。

国連やWHO、数々の国際機関による支援が始まります。ボツワナ政府は治療薬を無償化し、コンドームの無料配布機を各地につくりました。ボツワナ国内でHIVの内服治療が可能な病院は2002年時点で4カ所しかありませんでしたが、2013年には国内ほぼすべての病院で可能になりました。

2021年時点での世界のHIV陽性患者は3840万人。そのうち内服治療を受けているのは推定2870万人です。2005年当時の約14倍になりました。すごいですね！

これからも、HIVというウィルスを世界から根絶することはむずかしいでしょう。それでも、

(1)ＨＩＶの陽性者のうちの**90%**が自らの感染を知って、
(2)そのうちの**90%**が治療を始めて、
(3)そのうちの**90%**が体内のウィルス量を低くおさえている。

という3つを目標にして頑張っています。数字で具体的な目標を立てて、世界的な対策を進めているのですね！

駆逐だけが目標じゃない!!「共生する」ということ

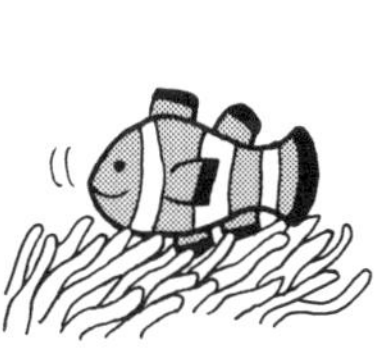

ここまで、病気の原因となるウィルスを根絶させたり、増殖を防ぐために、人間が研究を重ねてきたことを紹介してきました。しかし!! ウィルスをなんでもかんでも駆逐するのでなく、**「共生すること」**も考えなくてはならないでしょう。

「共生」って、どういうイメージでしょう。カクレクマノミとイソギンチャクや、ジンベエザメとコバンザメを思い浮かべる人が多いでしょうか。

人間と共生している「小さい生きもの」は、実はいっぱいいます。俗にいう**「善玉菌」**です。たとえば、大腸の中にいーっぱいいる腸内細菌の、**乳酸菌**とか**ビフィズス菌**とかは善玉菌です。

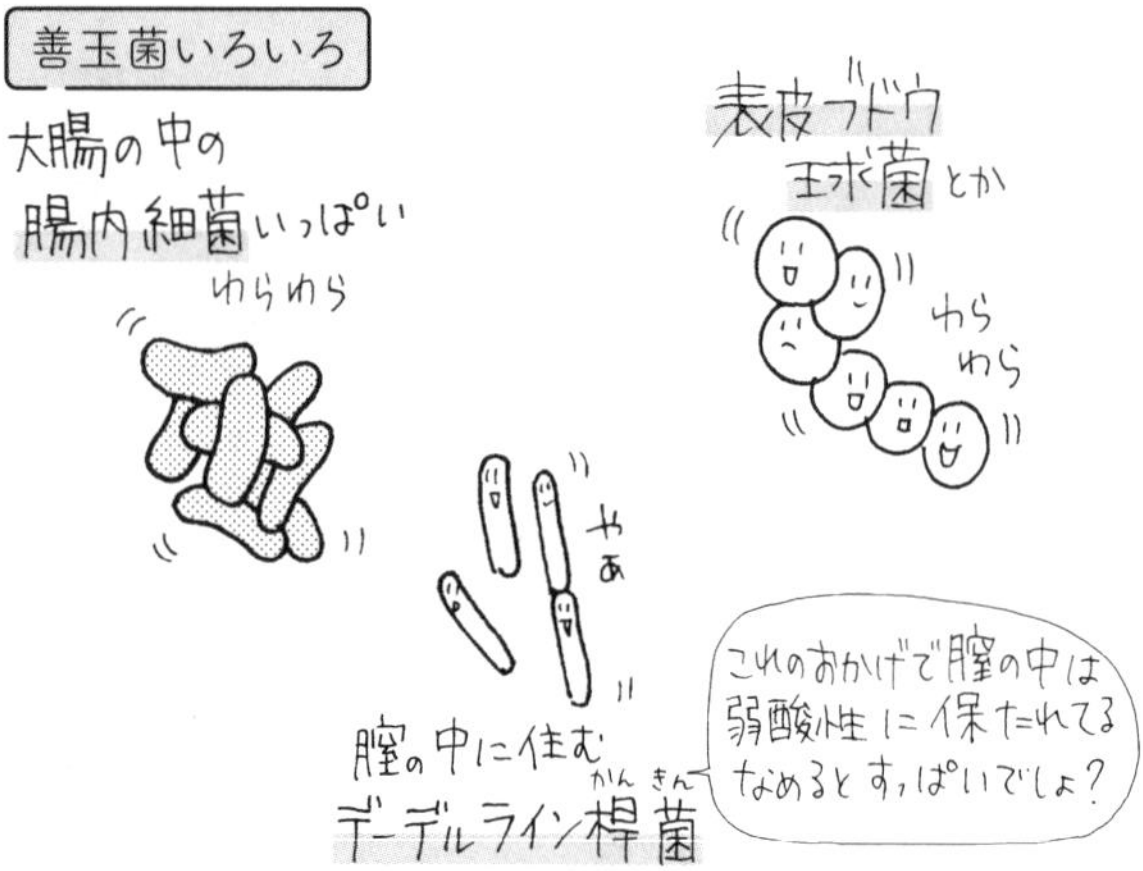
善玉菌いろいろ
大腸の中の
腸内細菌いっぱい
わらわら
表皮ブドウ
球菌とか
わら
わら
やあ
これのおかげで膣の中は
弱酸性に保たれてる
なめるとすっぱいでしょ?
膣の中に住む
デーデルライン桿菌《かんきん》

また、膣の中には**デーデルライン桿菌《かんきん》**という善玉菌がいて、これのおかげで膣の中は弱酸性に保たれていて、ほかのバイ菌やカビが入りにくくなっているんです。さらに、皮膚にも、**表皮ブドウ球菌**などの常在菌がいっぱいいます。なんと体全部で1兆匹くらい。

善玉菌《こいつら》がいてくれるから、〝悪玉菌〟つまりバイ菌が異常に繁殖するのを防いでくれています。だから、善玉菌がいなくなると、むしろ病気になりやすくなる。

洗いすぎ、清潔にしすぎは禁物です。

毎日お風呂で、せっけんでごしごし体を洗う必要はないのです。毎日シャンプーする必要はないのです。トイレ後や帰宅時や食事前に手を洗えばよし。気になるなら1日1回顔を洗えばよし。あとは泥汚れ、おしっこやうんちがつく部位は洗いましょう。それ以外は、今の日本ならば**少しばっちぃくらいがちょーどいい**のだ。

共生とまではいかなくとも、「人体に害をあたえない」。いやせめて、**「人体を殺さない（殺さない程度で去っていく）」くらいのレベルで人類と共存**してくれると、こっちとしてもありがたいんだけどなー。共生できるくらいに進化してほしいなー。だって、寄生している人間が死んだら、細菌だってウィルスだって死んじゃうわけです。それはそいつらにとっても損で、本意じゃないハズ。

ウィルスが共生してくれないと、どーなるの？

でも、急に現われたウィルスには、対応しきれません。結果として、**種族ごと絶滅させられちゃう**ことも、実際よくあります（ひぇ～）。

たとえばニホンオオカミは、おそらくですが「ジステンパー（もともとは犬のウィルス。日本にはなかった）」によって、あっという間に絶滅させられました。明治維新の開国で、西洋の犬が日本に大量に入ってきました。西洋犬の中にあった犬ジステンパーウィルスが、おそらくニホンオオカミにも感染することができたのでしょう。あっという間にニホンオオカミは日本から姿を消していました。今では懸賞金がかかっている幻の存在です。

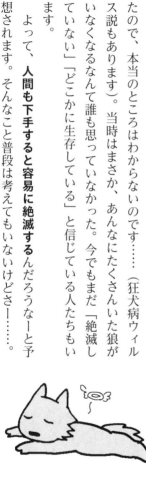

ただ、気が付いたらニホンオオカミが1匹もいなくなっていたので、本当のところはわからないのです……（狂犬病ウィルス説もあります）。当時はまさか、あんなにたくさんいた狼がいなくなるなんて誰も思っていなかった。今でもまだ「絶滅していない」「どこかに生存している」と信じている人たちもいます。

よって、**人間も下手すると容易に絶滅する**んだろうなーと予想されます。そんなこと普段は考えてもいないけどさー……。

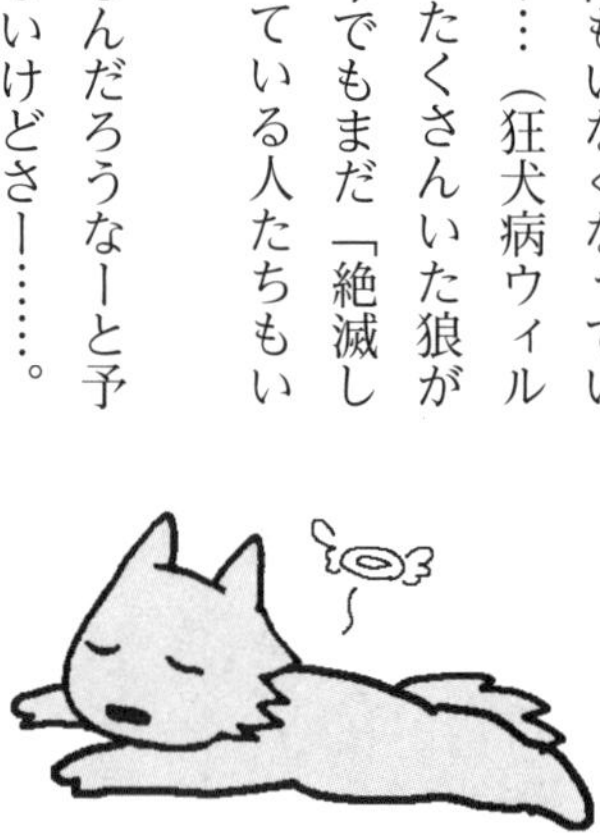

グローバル社会では「パンデミック」になるのもあっという間

15～16世紀には、アメリカ大陸の原住民の人口の90％が、ヨーロッパ人の襲来で死んだ……といわれてますが、これはヨーロピアンの強い武器だけじゃなく、彼らがヨーロッパから持ってきた天然痘とはしかのせいで死んだ＆戦意をなくしたのだろうといわれています。

ヨーロッパ人は、天然痘にもはしかにも免疫があったから大丈夫だったけど、免疫のない南北アメリカ大陸の原住民は、バタバタと死んでしまったのです。ヨーロッパ人はかわりに、梅毒とたばこをヨーロッパへ持ち帰りました。

最近は、飛行機で人やモノがたくさん行きかっているので、世界のどこかでポンッと発生した病気が、

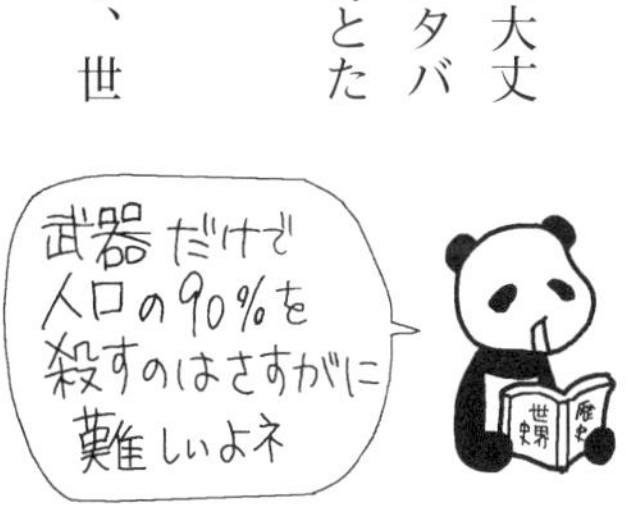
武器だけで
人口の90%を
殺すのはさすがに
難しいよネ

あっという間に世界中に広まります。

怖いっすネ。

そうならないように、ＷＨＯや世界中の医者が頑張ってるわけですな。

１９１８年のスペイン風邪が世界中にまわるまで２年、同じインフルエンザでも２００９年の新型はたった２カ月でメキシコから日本に来て、半年で世界を一周しました……。特効薬やワクチンをつくってるヒマがないっすネ。

そして２０１９年の新型コロナウィルスは、中国武漢《ぶかん》市での発生からわずか４カ月で世界に広がり、パンデミック状態になりました。早い！　次項につづく！

「新型コロナウィルス」がやってきた

ここまで「いろいろなウィルスvs人類」の戦いの歴史を振り返ってきました。

そして、ついに2019年、新型コロナウィルスがやってきます。

そもそも、なぜ新型コロナウィルスで人は死んでしまうのでしょうか？

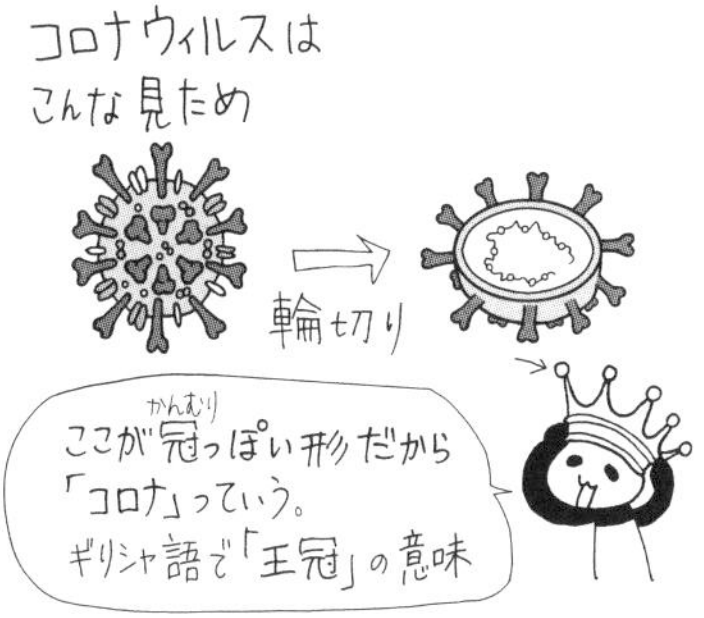
コロナウィルスは
こんな見ため
輪切り
ここが冠《かんむり》っぽい形だから
「コロナ」っていう。
ギリシャ語で「王冠」の意味

例1 **急に肺炎が起こる。** しかもあっという間に。

81ページを見てみましょう。ウィルスは人体の中のどこかの細胞に入り込んで、その中で自らをたくさんコピーして増やすんでしたね！ どこの細胞に寄生するかは、ウィルスによって好みがあります。**新型コロナウィルスは、肺やのどの細胞に寄生**します。特に初期の武漢型は、結構深ーいところの肺の細胞の中で増え、

どばーっと炎症を起こします。肺炎です。

白血球戦隊はバイ菌に対抗するために、ＳＯＳ物質を大量に出す……というお話を39ページでしました。これが過ぎると、自らが出しているＳＯＳ物質が〝くせもの〟になるんでしたね！ コロナの重症肺炎においても、同じことが起こります。

肺にがっつり水分が溢れて、肺が水たまりになります。ヤバい。急に溺れたようなもんです。あっぷあっぷになって、呼吸できなくなります。そのままだと死んじゃいます。

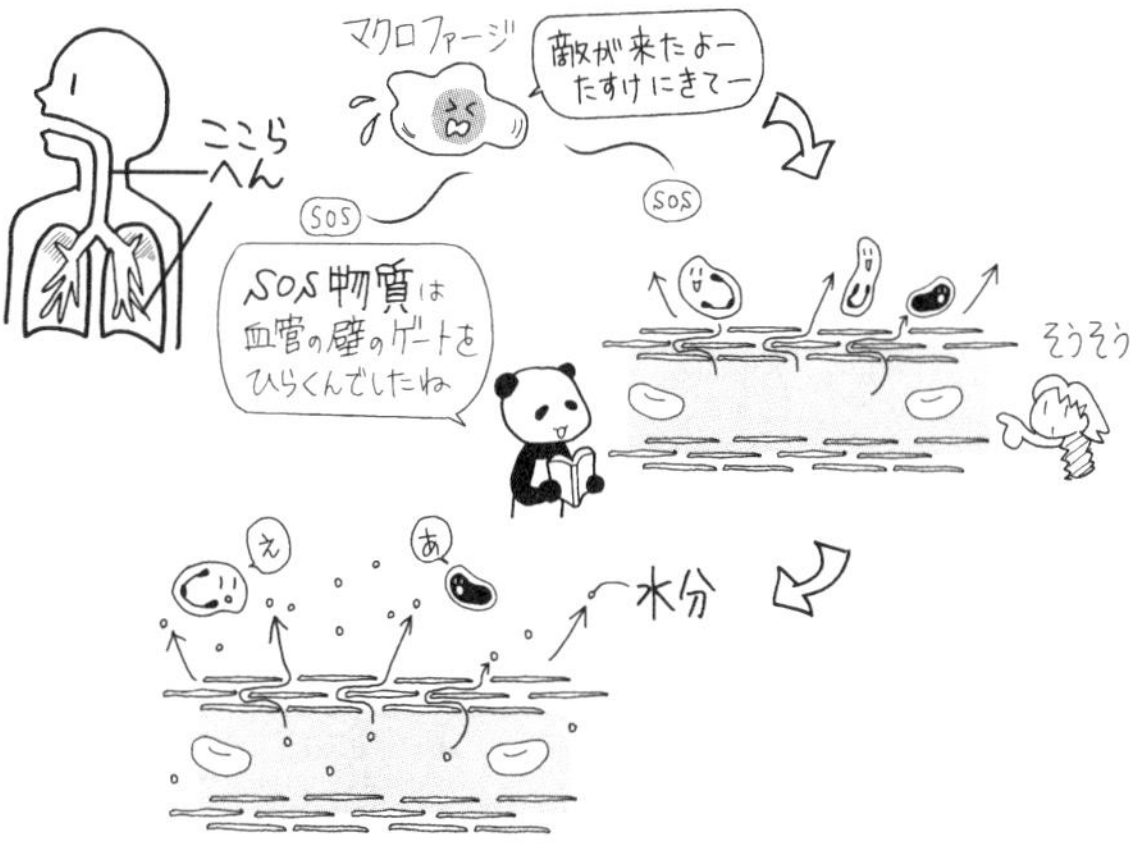
マクロファージ
敵が来たよー
たすけにきてー
ここらへん
SOS
SOS
SOS物質は
血管の壁のゲートを
ひらくんでしたね
そうそう
え
あ
水分

新型コロナウィルスの一番わけがわからなかった点。それは、**感染してすぐではなく！　10日～2週間たったころに、急にこの肺炎が起きる**ことです。しかも感染者全員ではなく、10人に1人くらいだけに発生します。

何がこのトリガー（つまり「引き金」）になるのか、まったくわかりませんでした。

ご高齢だったり、肥満だったり、基礎疾患があったり、重症化しやすいリスクがいろいろ議論されていましたが、結局どうして一部の方がこの重症肺炎になるのか、科学的説明はいまだにできていません。

高齢なのに全然大丈夫な人もいれば、2

時間で急に肺が真っ白になる（腫瘍《しゅよう》や炎症などがあると、レントゲンでは白く見えます）若い人もたくさんいました。何にしろ、すぐに救急搬送しないと間に合いません。あっという間に死んじゃいます。

肺のどのくらいの部分が炎症を起こすのかも、人によってそれぞれでした。肺の一部分だけが肺炎になっているのであれば、**酸素マスク**で酸素を吸うだけですみます。

肺炎の範囲が広いと、**口から管を入れて人工呼吸器**をつけ、機械で呼吸を助けることになります（ＩＣＵ〈集中治療室〉行き）。

さらにひどくなると、人工的に酸素を血液に溶かし込んで、24時間絶えず混ぜ続けることになります。この機械を**ECMO**《エクモ》といいます。

そうやってなんとか全身に酸素をまわしているあいだに、**「自力で」ウィルスをやっつけてもらいます**。気が遠くなる話です。

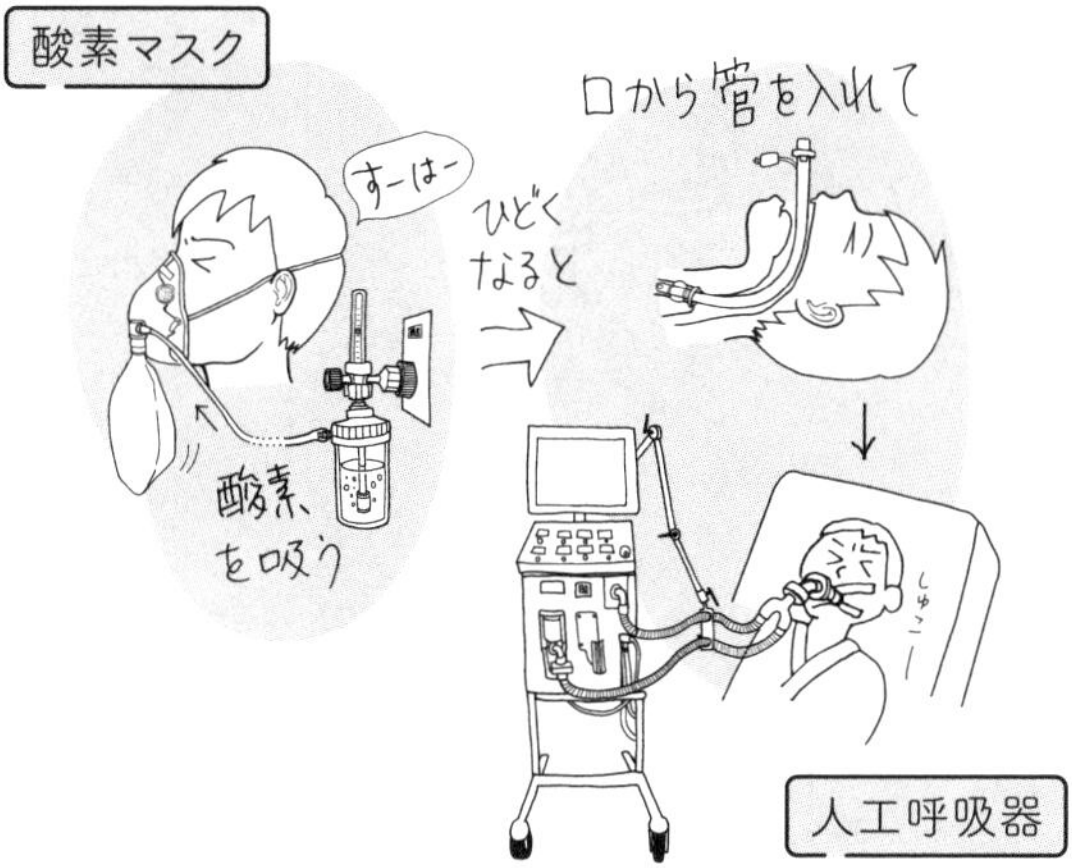
酸素マスク
すーはー
酸素を吸う
ひどくなると
口から管を入れて
しゅこー
人工呼吸器

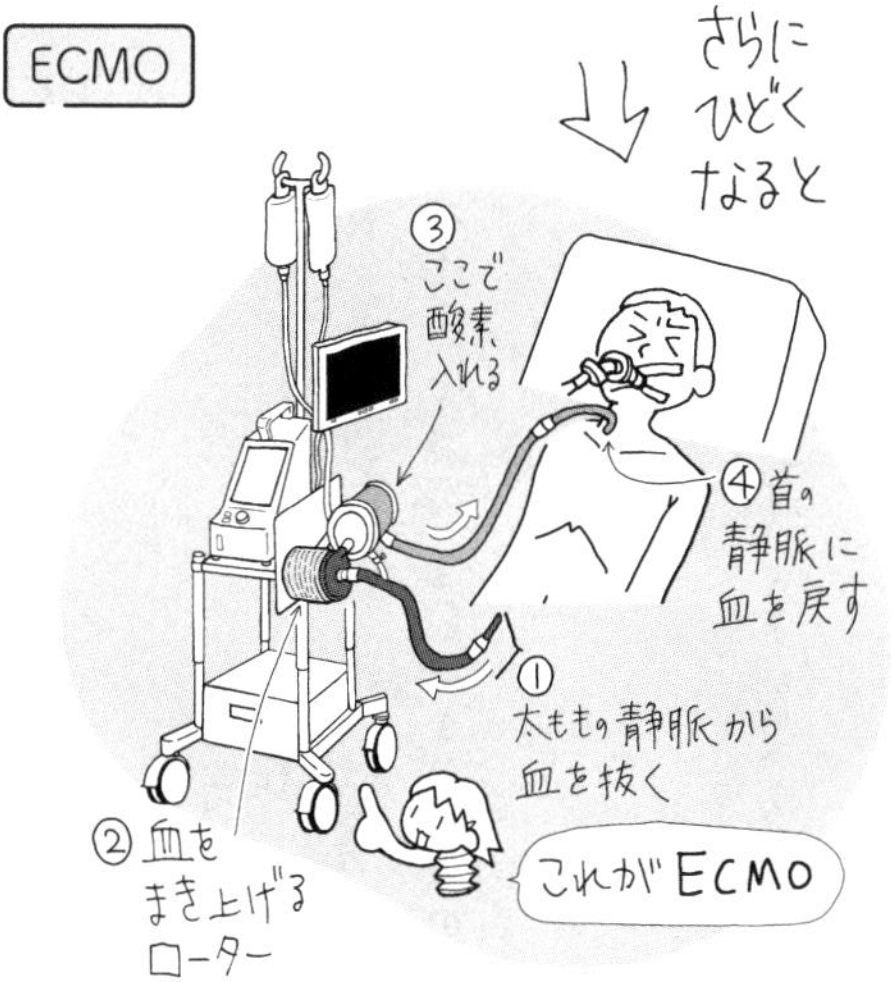
さらにひどくなると
ECMO
③ここで酸素入れる
④首の静脈に血を戻す
①太ももの静脈から血を抜く
②血をまき上げるローター
これがECMO

この治療には長い期間（最低でも2週間、長くて半年くらい）と、人手と手間がかかりました。隔離病室が必要ですから、場所もとります。でも（若い方ならば特に）やらないわけにはいきません。

初期の統計では、だいたい100人に1人がこの重症肺炎になるとされていました。地域の感染者が100人ならば、重症者の発生は1人だけ。その人に全力対応できます。でも、1日に1万人の新しい感染者が出たならば、**1日で100人の重症肺炎が出ます**。

無理です。

人手も場所も人工呼吸器もECMOも足りません。病院も救急車もパンクします。

ちなみに、この肺炎が治ったあとも完全に肺がもとに戻るわけではなく、スカスカになったり、線維化したり固まったりしてしまいます。つまり、呼吸に使える部分が減ってしまう。そうすると、在宅でも酸素吸入が一生必要になっちゃったりします。たいへん。

例2 体力がない人が死ぬ。

これまでのウィルス感染の章でお話ししたことと同じです。最初の2~3日分の**体力がもたない人たち**が、ひどく弱ってしまいます。ご高齢の方、妊婦さん、持病のある方が要注意です。

例3 突然、心臓に何かあって死ぬ。

ウィルス感染によって、突然心臓にトラブルが起こる例がたまにあります。

ウィルスが心筋を直接攻撃するのか、ウィルスと戦うつもりだった免疫が悪さをするのか、原因ははっきりわかっていません。インフルエンザでもコロナでも起こります。

発生率は低いですが、たとえ0・1%の確率でも、10万人が感染すれば100人が心筋炎になります。これまた、感染者数を増やさないことが一番の対策になります。

以上が合わさって、新型コロナ流行下では**医療機関が何度もパンク**しました。救急もです。119番がパンクすると、「話し中」ではなく「呼び出し音のまま誰も出ない」という状況になるということを、このとき初めて知りました。これでは、ほかの急病や事故にも対応できなくなってしまいます。

医療が限界に達した地域では、そのたびに緊急事態宣言が出され、感染拡大にかかわる行動の制限や移動の自粛《じしゅく》要請が出されました。そして、皆さん協力してくださいました。ありがとうございます。

◯「新型コロナは根絶できない」

天然痘ウィルスを絶滅させることができたように、新型コロナウィルスも**なんと**

か根絶させたい！

誰もがそう考えますよネ。「同じことできないの？」と。

しかし、それは早々に無理だとわかっていました。ここまで本書を読んだ皆さんはどうですか？

114〜115ページの「天然痘根絶の5つの理由」を振り返ってみましょう。

理由1　人間以外にこのウィルスにかかる or キープする動物がいない。

↓×。おそらく**コウモリがコロナウィルスをキープしています**。犬や猫も新型コロナウィルスに感染することがわかりましたが、ウィルスを体内にキープし続けない&人にうつすことがないので、そこは一安心。

理由2　潜伏期間が短い。

↓×。**新型コロナの潜伏期間は2〜7日間もあります。すげー長い！**

理由3 **治ればおしまい。**キャリアがいない。

↓×。それどころか**無症状の感染者がいて、その人からも他人にうつります。**たいへん。

理由4 **隔離がラク。**症状がはっきりしている。

↓×。隔離するためには、「コロナにかかっている」という症状がはっきりしている必要があります。

でも、コロナ感染者の中には、ほかの風邪と区別がつかない軽症者や、無症状感染者がいます。誰がウィルスを持っているか、はっきりわかりません。国民全員を毎日検査でもしない限り、ウィルスがゼロになったという確証が持てないのです（実質無理）。

感染者と長時間一緒にいたなどの「感染の可能性が高い人」を「濃厚接触者」として隔離したり、検査を繰り返したりしましたが、**100％の隔離は不可能**でした。

理由5 **診断がラク。**誤診されたり、ほっておかれたりすることがない。
↓×。**コロナの診断は、めっちゃ手間がかかります。**発熱や咳などの症状だけでは、コロナと断定できないからです。確実な検査はPCR検査しかなく、当初は2～3日、どんなに早くなっても半日はかかりました。無症状の人もいるので、感染した人が病院に来ないことすらもままあります。

というわけで、114～115ページの「根絶の条件」の5つを、新型コロナウィルスは

なんと！　すべてかいくぐっています。

「根絶は、まぁ無理でしょ！」って感じですよね。

つまり、2020年3月の段階で（日本では、ダイヤモンド・プリンセス号の集団感染のころには）すでに、「このウィルスを根絶させることはできない」という結論が出ていました。

このウィルスを地上からなくすことは、できない。

画期的なワクチンや薬が出てきたとしても、根絶することはできない。インフルエンザやＨＩＶと同じように**人類とともにあり続ける**。世界中の医者が、２０２０年３月ごろには、そうわかっていたのです。欧米の多くの国が早々に隔離や根絶をあきらめ、共存路線に舵《かじ》を切っていたのは、ある意味、科学的で合理的な判断だったといえます。

まずはペストの時代から続く**古典的手法**である**「隔離」**をしようとしました。地域まるごと、患者まるごとの隔離です。中国政府は武漢市を長期間閉鎖しました。ダイヤモンド・プリンセス号の集団感染でも、日本政府はなんとか船の中で隔離しようとしました。

でも、無理でした。このときにはすでにコロナウィルスは世界中に旅立っていたのです。旅行者を通じて感染は知らないあいだに広がり、２０２０年４月にはヨーロッパで大流行を引き起こしました。

◯「医療がパンク」しないために日本がとった作戦

そこで日本のとった作戦はというと、**「根絶は無理!! でも、患者が増えるスピードをゆっくりにすることはできる!」**というものでした。

コロナは感染力が強いです。あっという間に感染者数が増えます。そうなると医療がパンクする。そこで、患者数を「急に」増やさないようにして、**医療を圧迫しないようにする。**そのためにさまざまな対策がとられました。

具体的には、

・免疫がなく、有効な薬もないために**患者数が爆発的に増える**
・患者数が増えると**重症者数も増える**
・重症患者が病室を埋める期間が**長い**ため、**医療機関がパンク**するワクチンや薬が出てくるまでの間、この3つを防ぐため、できるだけ感染拡大をゆっくりにしていこう、発生する患者数をなるべく減らして耐えていこう。そのような対策が日本ではとられたのです。

そして実際に、**2021年2月にはワクチンも開発**されました。ウィルスの増殖を防ぐ薬も発売されました。

どちらも一定の効果が出ています。簡単な検査（抗原検査）キットも量産されるようになりました。

変異のたびに致死率が低くなっているのは「たまたま」

コロナウィルスは変異し続けています。強くなることもあれば弱くなることもあります。デルタ株はとても強力でしたが、それ以降は変異のたびに（今のところは）致死率が低くなっています。これは、実は**「たまたま」**です。

最初に発見された武漢型のコロナウィルスは、肺の細胞に入って重症肺炎を引き起こしていました。

それに対して、2021年末から大流行しているオミクロン株は、のどのあたりで増殖する傾向があります。のどにウィルスがたくさんいるので、「咳や痰で外に出やすい」=「他人への感染力はとても強いけれど、肺にはいきにくい」ため、重症肺炎にはなりにくい。つまり致死率が下がります。

それだけではありません。オミクロン株流行のころには**ワクチンや治療法が開発**されていたために、その効果で重症化する人が減った=数字の上で「弱毒化した」ように見えるだけ、という指摘もあります。

どちらにしろ、人類の叡智によって、ウィルスと(ときどき殺し合いをしながらも)なんとか上手くやっていくターンに入っているのだと思います。

これからもコロナは変異を繰り返し、そのたびに流行するでしょう。
インフルエンザウィルスがそうであるように、

・**次の変異**に注意しながら
・かかった人を**重症化させないように**しながら
・**ワクチン**を打ちながら

対策をとりつつ暮らしていく。きっと、これからのコロナはそうなっていくのだと思います。

Column

コロナウィルスのこれまでの歴史

2019年まで、コロナウィルスは冬に流行るありふれた風邪のウィルスのうちの一つでした。86ページで書いたような、よくある風邪の一つですね。

新しい型のコロナウィルスが流行するのは、実は2019年が初めてではありません。それ以前にも、たまーに変異して、強い毒性を持つコロナウィルスに突然変身することがありました。2002〜2003年に発生したSARS（重症急性呼吸器症候群）と、2012年のMERS《マーズ》（中東呼吸器症候群）の2つです。

2003年のSARSコロナウィルスは、コウモリが起源だといわれています。

中国広東省《カントン》から発生し、香港のホテルから世界へ拡大。台湾、カナダ、アメリカなどに広がります。

ＳＡＲＳは治療法がない上に致死率が非常に高く、世界で約８０００人の感染者と７７４人の死者を出しました。65歳以上の感染者の致死率は50％を超えていたともいわれています。消毒や換気などの有効な対策もぜんぜんわかっておらず、ＳＡＲＳを新しい感染症として国際社会に初めて発表したＷＨＯの感染症専門医カルロ・ウルバニ氏も、ＳＡＲＳで亡くなっています。

ＳＡＲＳは致死率が高い恐ろしい病気でしたが、半年ほどで収束しました。それほど世界に広がらずにすんだのです。

２００３年と２０１９年で、いったい何が違ったのでしょう？

２００３年のＳＡＲＳが世界中に広がらなかった理由は、**「致死率が非常に高い」**そして**「潜伏期間が短い」「無症状感染者（キャリア）がいない」**ことにありました。114〜115ページをもう一度見てみましょう。

「致死率が非常に高い」ということは、その患者さんは死んじゃいますが、ウィルスの寿命もそこで終わり、ウィルスが広がるチャンスがなくなります。

また、「潜伏期間が短い」「無症状感染者（キャリア）がいない」とはつまり、かかった人は必ず見つかって病院に収容され、患者さんをすぐに隔離できるということです。「そこそこ**元気な感染者が動き回って**いろんな人にばらまく」期間を限りなくゼロに近づけることができました。

ある意味、**2003年のSARSが「潜伏期間が長く」なって「無症状の感染者がいるように」進化したのが、2019年の新型コロナウィルス**だった、ともいえます。

ウィルスによる致死率はぐっと下がりましたが、そのぶん多くの人に感染できるようになり、ウィルスは世界中に広がることができたのです。

ちなみに2019年に流行した新型コロナウィルスの正式名称は「SARS-CoV-2」。「2003年のSARSウィルスの第2バージョン」って意味になります。

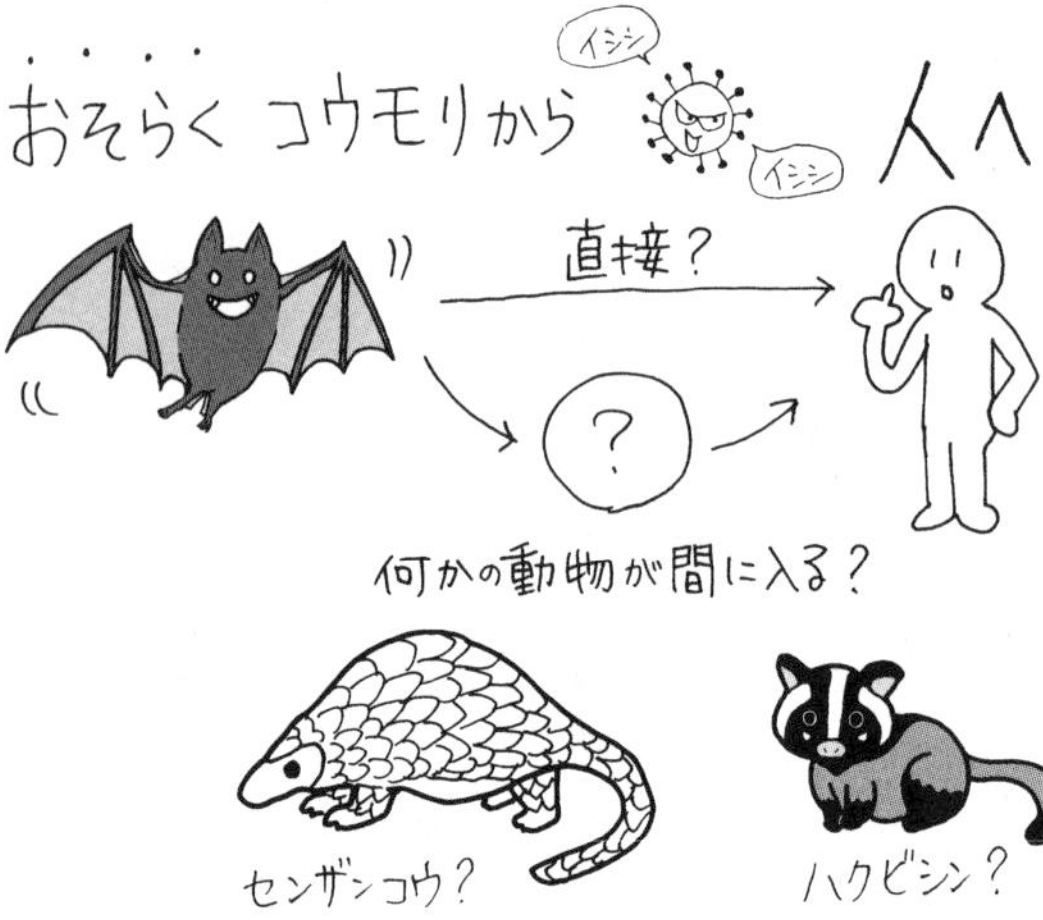
おそらくコウモリから
イシシ
イシシ
人へ
直接？
？
何かの動物が間に入る？
センザンコウ？
ハクビシン？

こちらは、中国のコウモリまたはセンザンコウ（アルマジロみたいなやつ）の肉を扱っていた海鮮市場が発生起源ではないか？ といわれています（詳細はわかりません！ スペイン風邪の起源が鳥インフルエンザだと80年後にわかったように、きっと詳細がわかるのは100年くらいあとのことでしょう！）。

あっという間に広がって、世界的大流行（パンデミック）になりましたネ。

なお、MERSは2012〜2015年にアラビア半島から発生しましたが、今でも感染者や死者を出し続けています。

中東のヒトコブラクダが起源といわれており、流行地に行くときは、ラクダとの接触を控えることやラクダの生乳・生肉をとってはいけないと注意喚起されています。

MERSウィルスは韓国でも流行し、多数の院内感染を起こして社会問題化しました。閉鎖された病室での家族による付き添い看護や、大人数でのお見舞い文化、病院の空調の不備によって感染者が増えたといわれています。

「コロナウィルスの対策には換気がめっちゃ大事！」という知見は、このときに生まれました。コロナウィルス拡大を防ぐための**「三密《さんみつ》の回避」**や**換気の大切さ**は、MERSの経験が土台になっています。

SARSとMERSは幸い日本には来ませんでした。でも、当時の経験があったゆえに、台湾と韓国は新型コロナ発生時の初動が日本よりも早かったなぁと私は感じています。検査体制をがっちり固めるのも、隔離施設をつくるのも、日本より一歩早かった。これは当時を知る医療者が多く、経験と知識と設備があったからではないかと思います。

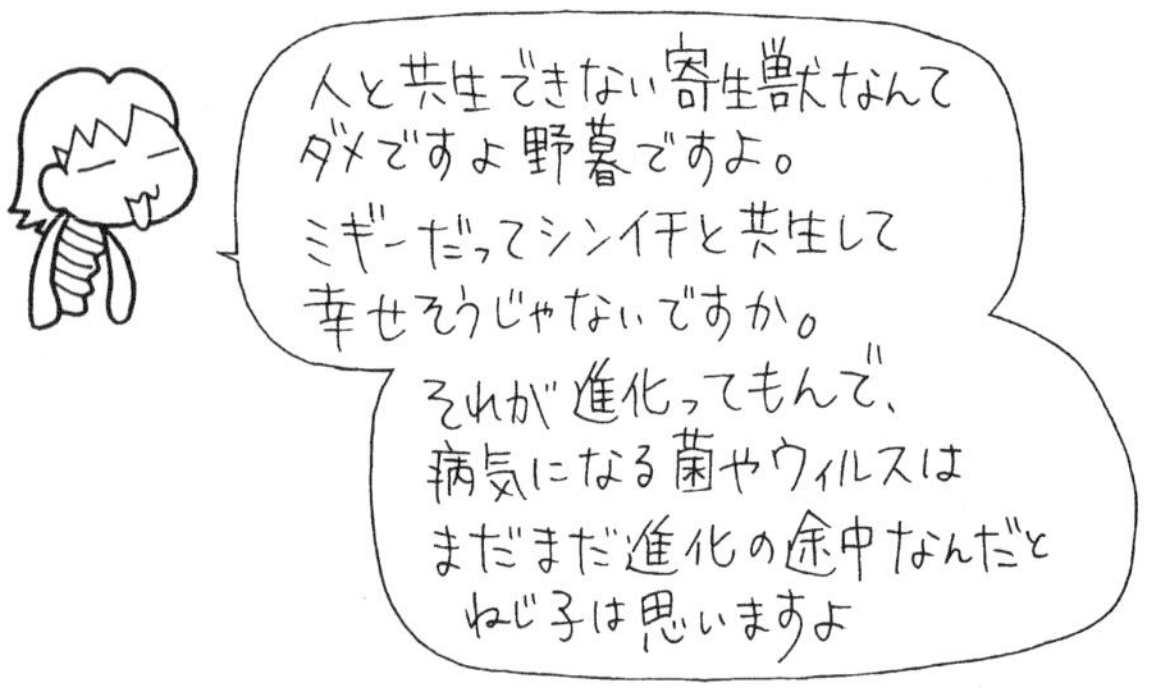
人と共生できない寄生獣なんて
ダメですよ野暮ですよ。
ミギーだってシンイチと共生して
幸せそうじゃないですか。
それが進化ってもんで、
病気になる菌やウィルスは
まだまだ進化の途中なんだと
ねじ子は思いますよ

3章

がん

「自分自身」に殺されて死ぬということ

……「DNAのコピペミス」がすべての始まり

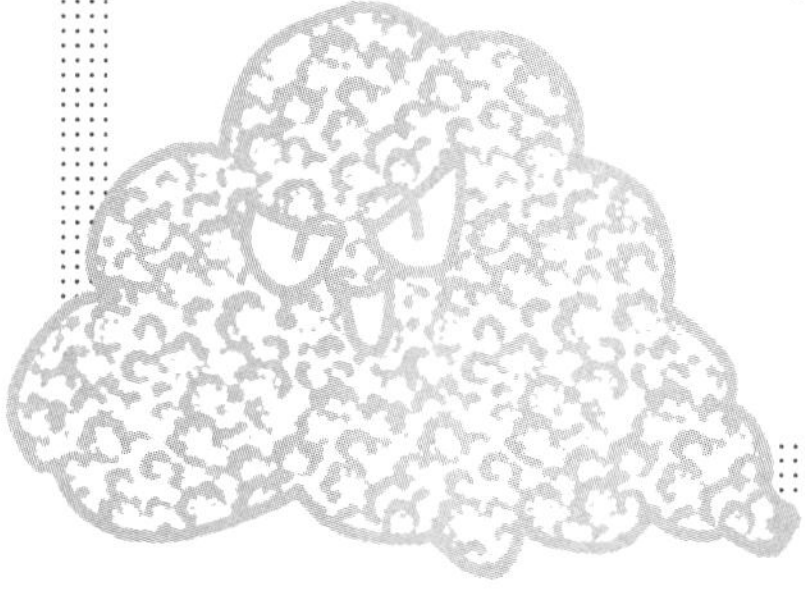

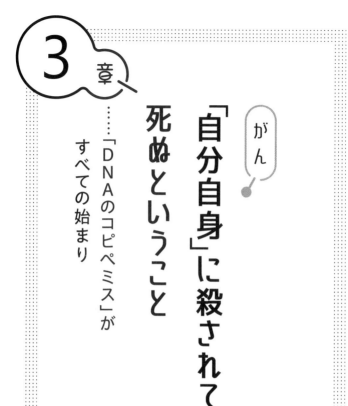

「がん細胞」のもとは、ほかならぬ自分

がん細胞のもとは自分です。

人の細胞は毎日毎日生まれかわっています。毎日約1兆個もの細胞が生まれ、約1兆個もの細胞が死んでいます。

この細胞の誕生、つまり細胞分裂のときにDNAもコピー&ペーストするわけですが、

DNAがコピペミス

をすることがあります。

1つ目のミス「無限増殖するスイッチが入る」

DNAには、**ある程度のところで分裂をやめて死ぬ**ようなプログラムがほどこされています。ところが、コピペミスでそこがぶっ壊れると、周囲の迷惑も考えずに1個の細胞が増え続けます。**「無限増殖するスイッチが入る」**のです。

すると、そいつが正常なお仕事をしている正常な細胞を圧迫します。ほくろやイボと同じように、ある程度の大きさで止まる「できもの」ですめばよいのですが、あんまり大きくなりすぎると周囲の正常な細胞が圧迫されて死にます。

それがすげぇ大事な臓器ならば、**それだけで終了**です。肝臓なら「肝不全」でタンパク質をつくれなくなり、腎臓なら「腎不全」で全身の電解質（ナトリウムとかカリウムの量）がおかしくなります。それで心臓や脳が動かなくなって死亡します。肺なら、呼吸困難で死亡です。脳なら呼吸や心臓のドキドキをコントロールする

ミス①無限増殖

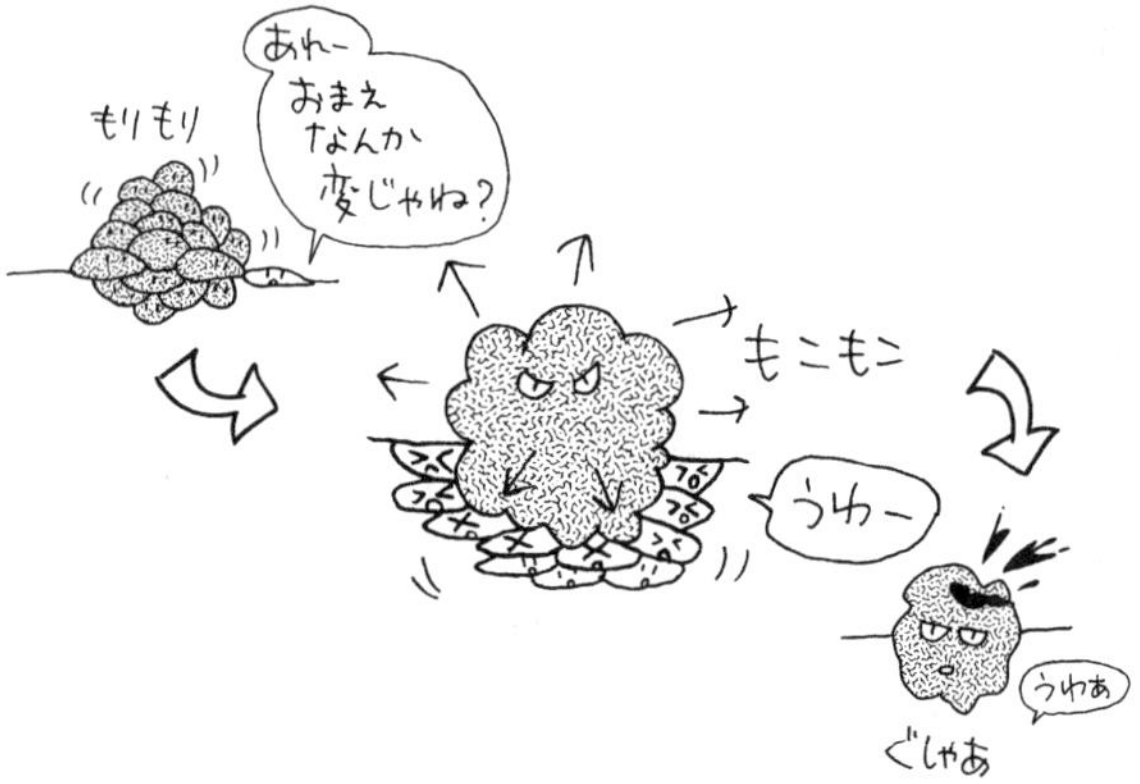
もりもり
あれー
おまえ
なんか
変じゃね?
もこもこ
うわー
うわあ
ぐしゃあ

生命中枢がイカれて死亡します。

さらにこうした不安定で急な増え方をした細胞は、もろくて崩れやすいので、中から崩れてダラダラ出血するようになります(グズグズなので、縫《ぬ》ったりおさえたりしても血が止まんないの)。

そうすると、出血多量で死んだり、血のかたまりで周囲の正常な臓器が圧迫されたりして死にます。

2つ目のミス「どこぞに飛んでいってしまえる」

1つ目のミス「無限増殖」に加えて、さらに**どこぞに飛んでいってしまえる**ように

ミス②飛んでいってしまえる

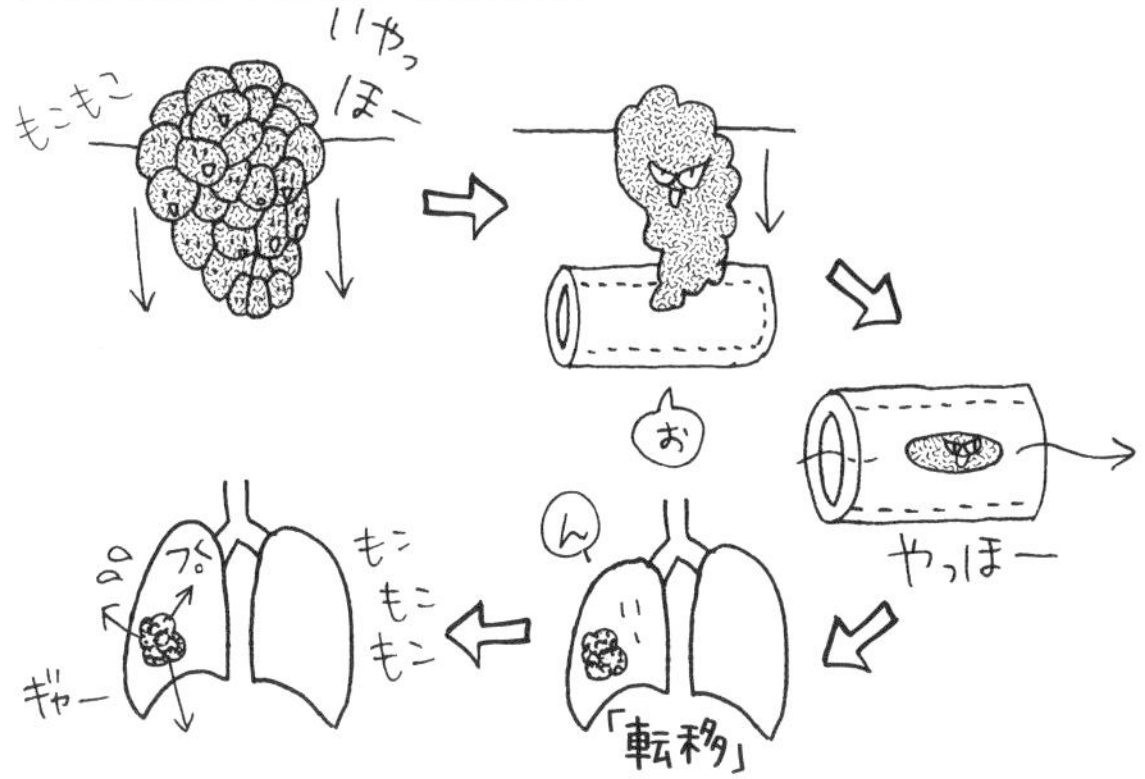

なっちゃった！　これはヤバい!!

もこもこ増えたヤバい細胞が、近くの血管やリンパ管にたどりついて入り込み、血液やリンパにのって全身に流れると、どこかにたどりつきます。肝臓や肺や脳が多いっすネ。

どれも血流が多くて、網目状の構造なので、がん細胞がひっかかりやすい。しかも、そこで

根を生やす!!

これが俗に言う**「転移」**です。

普通の細胞には、自分の持ち場を離れると死ぬしくみが備わっています。「自分が

いていい場所」から離れて、ほかの場所では生きられないのです。でもなぜか、**がん細胞はほかの場所でも生きられる**のよ。血管すら新しくつくり出して、自らにひき込むのだ（いやはや、すごい生命力です）。

そして、がん細胞の無限増殖に圧迫されて、転移された場所の細胞が死にます。これも「無限増殖」のときと同じで、転移された臓器が生命にとって重要であればあるほどヤバいです。

電解質がおかしくなって心臓や脳が動かなくなったり（肝臓や腎臓）、呼吸困難になったり（肺）、生命中枢がやられて（脳）死亡します。

何にしろ、直接的な死因はいろいろで、多岐《たき》にわたります。

でも、そのどれもが**無限増殖する能力を手に入れてしまった**がん細胞の暴走によるものなのです。

たとえていうなら、ゲーム『バイオハザード』で、

「中ボス戦で重傷をくらったものの、からくも逃げた主人公が、次に出会った犬に

かまれて死亡する」という場合に、直接的な死因は「犬にかまれた」ことですが、それは実は何であってもおかしくない。「犬」ってことは、さほど重要じゃありません。コウモリやヘビや、ザコのゾンビに会っても死んでいたでしょう。

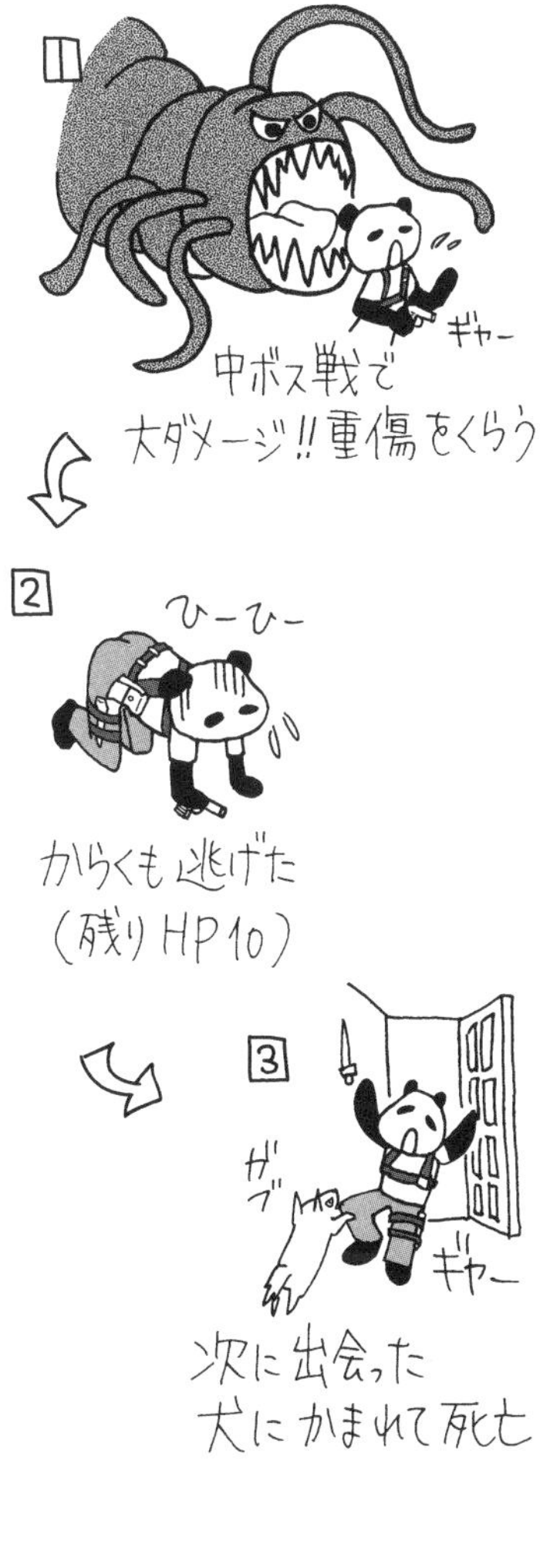
1
ギャー
中ボス戦で
大ダメージ!!重傷をくらう
2
ひーひー
からくも逃げた
(残りHP10)
3
ガブ
ギャー
次に出会った
犬にかまれて死亡

つまり、

真の死因は1の中ボスです。

中ボス対策の作戦を立てなければ、このゲームはクリアできません。**がんとはこの場合の中ボス**であり、対策しなくちゃいけない真の死因なのです。

「異分子は殺す」という体のしくみ

実は、DNAのコピペミスはしょっちゅう起こります。

細胞分裂なんて、体じゅうで毎日のように行なっているんですから、

バグは頻繁《ひんぱん》に発生しているのです。

もちろん、体もそれにあらがいます。

白血球戦隊は、ダメな不良品の細胞を見つけたら、むしゃむしゃと食べます。**た**

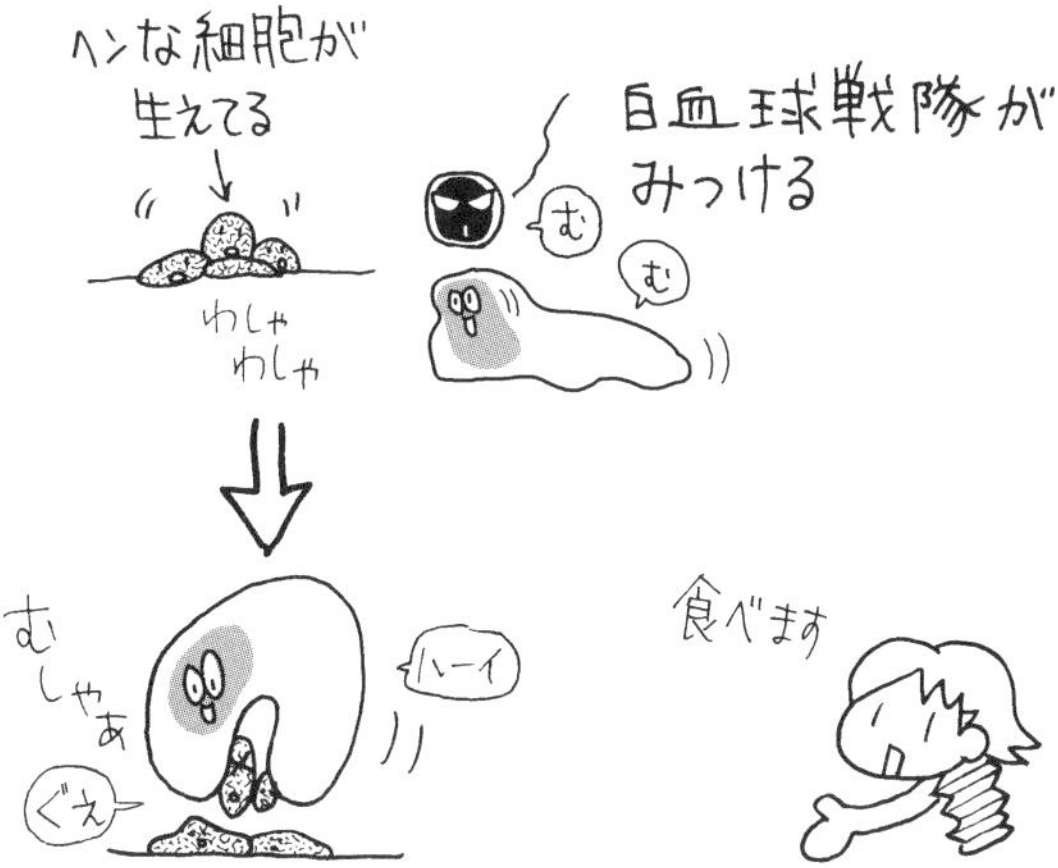
ヘンな細胞が
生えてる
わしゃ
わしゃ
白血球戦隊が
みつける
む
む
むしゃあ
ハーイ
ぐえ
食べます

だの不良品か、ヤバいがん細胞かは問いません。これでがん細胞はかなり撃退できています。

でも見つけたとき、**すでに食べきれないほどがん細胞が増えている**と、もう自力ではお手上げです。つまり、増えるスピードが早いほど、ヤバいがんってことになります。

次は病院の出番です!!　医者もいろいろやって抵抗します。

次の項からは、がんとのさまざまな戦い方について紹介していきます。

小さいうちに手術で「さっさと全部」取れたら理想

現在、がんと聞いて誰でも真っ先に思いつく治療法、それは**「手術《オペ》」**です。小さいうちにさっさと全部取ってしまいます。どんながんであっても、**オペで取りきれれば無罪放免**です。ただ、やっかいなのは、

取りきれたか、わからないこと。

がんの手術では、がんのかたまりのまわりを、ものすごいマージン（余裕）をとって切ります。そして、手術中に切った臓器だけを別室に持っていって、顕微鏡でチェックしてみます。

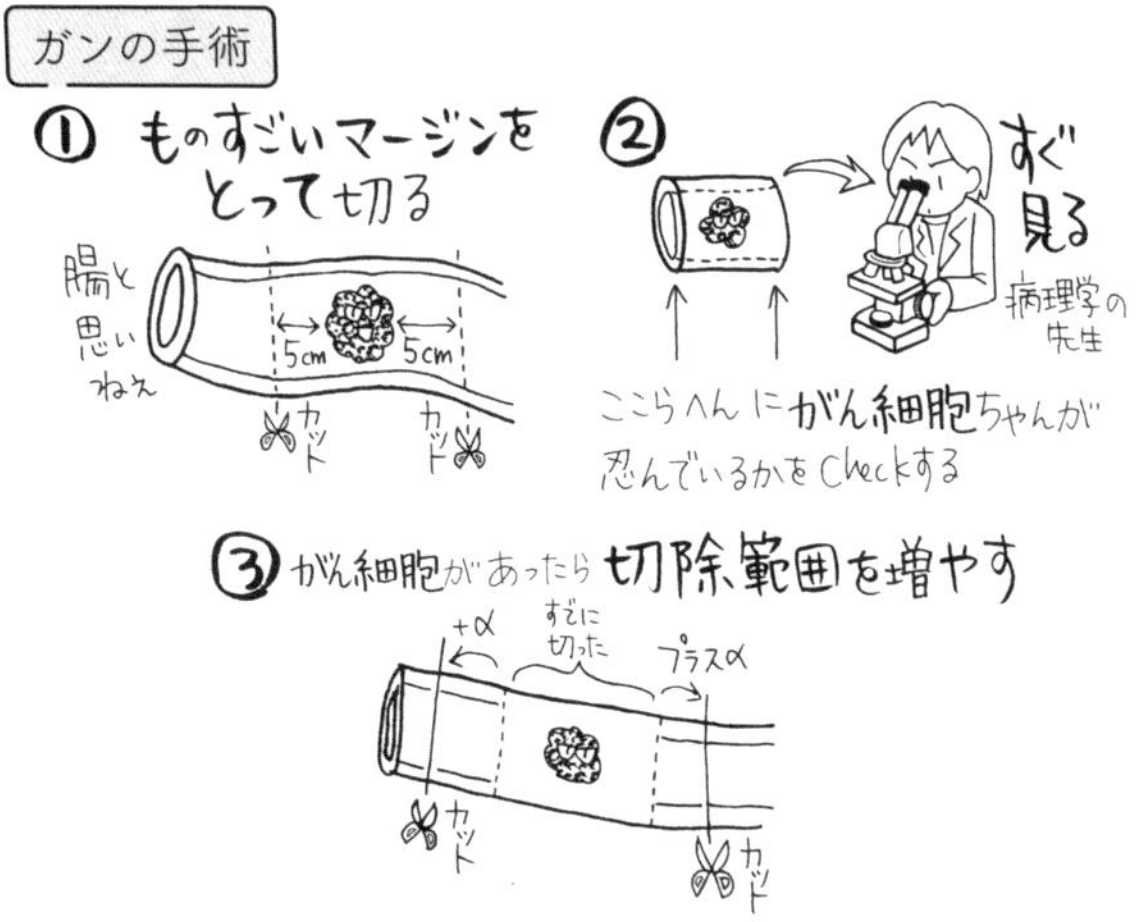
ガンの手術
① ものすごいマージンをとって切る
腸と思いねぇ
5cm
5cm
カット
カット
② すぐ見る
病理学の先生
ここらへんにがん細胞ちゃんが忍んでいるかをcheckする
③ がん細胞があったら切除範囲を増やす
+α
すでに切った
プラスα
カット
カット

切り取った部分の両端にまだがんが残っていたら、「取りきれていない可能性が高い！」と考え、さらに切除範囲を増やします。これを繰り返して、断端《だんたん》にがん細胞が見つからなくなるまで続けます。

転移がないか「リンパ節」まで徹底チェック！

でも、**「1個1個のがん細胞はとっても小さい」**ので、本当にミクロのレベルでがん細胞を1個も残さずに取りきれているかは、神様でもない限りわかりません。お腹を開けて、肉眼で見てみても、正確にはわからない。

5年くらいたって再発がなかったら、初めて「あのとき、取りきれていたんだね！ よかった!!」とわかります。だから、オペ直後の医者は、どんなに上手くいったとしても、「見えるものはすべて取りきれました」としか言えないのです。

ちなみに、**がん細胞はリンパの流れにそって広がる**ので、がん細胞のまわりの「リンパ節」も徹底的にチェックします。

どこのリンパ節までオペで取るかっていうのは、過去の研究にもとづいたガイドラインがあります。それに従ってリンパ節のおそうじをするのです。

そして、がん細胞を「全部取りきれたよ!!」という自信がない、確信がもてない場合は、

抗がん剤の追加コースになります。

「抗がん剤」でがん細胞だけをやっつけるのが難しいワケ

がん細胞は、もとはたった1個です。分裂しまくることで勢力を拡大します。

抗がん剤は、できればがん細胞だけをやっつけたい。でも、なかなかがん細胞だけをやっつけるのって難しいんです。どうしてでしょうか。

ポイント1　がん細胞はもとが自分だから。

がん細胞だけにあるモノや特徴があれば、そこを攻撃する薬をつくればOKですよね。

しかーし、がん細胞は細菌のような「外敵」ではなく、もとは自分――

「狂ってしまった自分自身の細胞」です。

自分の細胞とよく似ていて区別がつきにくいので、がんを倒す薬をつくろうとすると、どうしてもがんに似た自分の健康な細胞も標的になりやすい。非常に倒しにくいのです。一部のがん（白血病とか）をのぞいて、抗がん剤だけでがん細胞をゼロにすることは基本的にできません。

ポイント2　がん細胞は分裂&増殖が早いから。

がん細胞は、普通の細胞よりも細胞分裂のタイミングが早く、ぽんぽん分裂して増えていきます。その特徴に注目した抗がん剤も多いです。細胞が分裂したタイミングで「薬」が取り込まれるようにするんですね（細胞分裂をたくさんする細胞ほど、薬が取り込まれるチャンスが増える！）。

まぁつまり、**細胞分裂するところをアタックする**薬なので、人間の体の中の健康な**「分裂を繰り返しているタイプの場所」**にも、

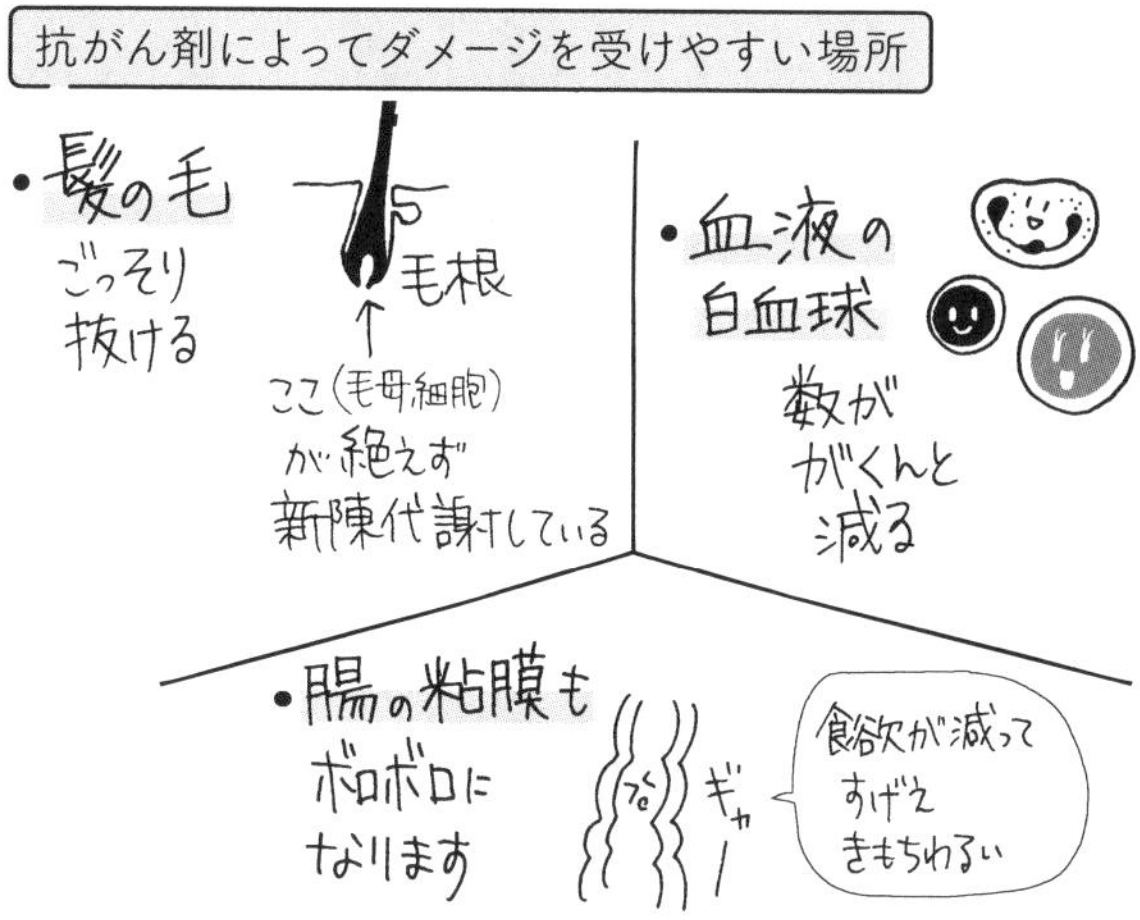
抗がん剤によってダメージを受けやすい場所
・髪の毛
ごっそり
抜ける
毛根
ここ(毛母細胞)
が絶えず
新陳代謝している
・血液の
白血球
数が
がくんと
減る
・腸の粘膜も
ボロボロに
なります
ギャ！
食欲が減って
すげえ
きもちわるい

根こそぎダメージ

を与えてしまいます。

具体的には、髪の毛がごっそり抜けたり、血液中の白血球の数が減ったり、胃の粘膜がボロボロになったり。

白血球の数がぐんと減ると、バイ菌と戦えなくなっちゃうので（1章参照）、ひどいときには無菌室に入ります。

ここらへんはよく**「抗がん剤の副作用」**といわれるものです。正直、とってもつらいです。副作用に耐えられず死んでしまったり、治療を中断せざるをえなくなるケースもままあります。だから、治療方針は医者とよく話し合って、納得してから決めましょう。

昔、がんを告知しなかったころは、患者さんご本人が治療に不信感をいだいてしまい、トラブルになるケースがたくさんありました。最近は、患者さん本人にがんを告知することが多いですが、それは本人にきちんと納得してがんと戦ってもらい、副作用に対処してもらうため、という側面もあります。

ポイント3 「直接注入できる場所」にがん細胞ができるとは限らないから。

もうめんどくさいから、**物理的にがんに直接注入！** ってタイプの抗がん剤治療もあります。

この方法では、がん細胞の近くまでカテーテル（医療用に用いられる細い管）を挿入して、抗がん剤を打ち込むので、「濃い薬をがんに入れられる」「全身への被害は少なくてすむ」というメリットがあります。

ただし、**カテーテルをうまいことさし込める場所でないと厳しい**です。肝臓のがんとかにはオススメです。

◯血液のがんは抗がん剤が効きやすい!!

白血病や悪性リンパ腫《しゅ》など、血液のがんは、抗がん剤によって完治する例がそこそこ多いです。理由はわかりませんが、血液の中をがん細胞が流れているから、薬が効きやすいのかな？　というイメージです。

完治して日常生活を普通に送っている人も多いです（白血病が有名ですが、型によっては効かないものもあります）。

固形のかたちのあるがんは、抗がん剤じゃ、なかなか完治まではいきませんね……。再発までの時間を長くする効果はありますが、なかなかゼロにはできない感じ……。

がん細胞をゼロにはできない場合、**がん細胞が〝増えない〟期間、〝少ない〟期間をいかに長く保つか**が、抗がん剤の一番の役割になります。がんが取りきれなかった人が抗がん剤治療をすることで、半年しかなかった余命を2年までのばすことができた。のびた1年半で旅行に行けた、一家団らんもできた。抗がん剤にはそのような役割もあります。

ただこれは、完治だけを目標とする人には理解されにくいです。だからこそ、抗がん剤には不信感や不要論が根強く残ってしまうんですね。

「えーっ、ワケわかんないよーっ!! じゃあ、抗がん剤って効くの? 効かないの?」と言われると、結局そういう全か無か、白か黒かというものじゃないのです。

抗がん剤には、必ずメリットとデメリットがある。

個人差も大きいし、がんの種類や広がり方によっても全然違う。

主治医とよく相談して、納得いく治療をしましょう。

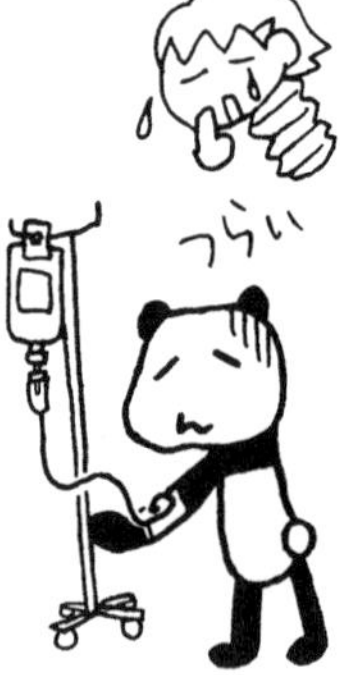

Column

おまけ。新しい薬「分子標的治療薬」

がんに対抗するまったく新しい薬として**「分子標的治療薬」**が増えてきています。

これまでご紹介した抗がん剤は、どうしてもほかの正常な細胞まで一緒にやられちゃうため、副作用が強く出ることが難点でした。

それなら、**できるだけ「がん細胞にしかないオンリーワンな場所」を見つけて、そこだけを叩く薬をつくるぞー！**というコンセプトでつくられたのが、分子標的治療薬です。

とあるがん細胞の、増殖・浸潤《しんじゅん》・転移にかかわる分子やタンパク質だけを標的にすることにより、正常細胞へのダメージを少なくして、そのがん細胞「だけ」を攻撃するのが目標です。

本当にがん細胞「だけ」にしかない部分を攻撃できるのなら、がん細胞だけすっきりキレイに消せるはずですよね！　夢のように思えます！

しかし、まだまだ難点もあります。

(1)薬が効くがんの種類が限られている

攻撃できる部位が特異な分子、ということは、その分子がないがん細胞には、まるで効かない！　ってことになっちゃいます。同じ肺がんであっても、型によって、遺伝子によって、効くパターンと効かないパターンがある。治療を開始する前に、がんの種類や型を細かく検査することが不可欠です。

(2)値段が高い！　とにかく高い！

服でも食べ物でも旅行でも、オーダーが細かくなればなるほど、お値段も高くなりますよね。薬でもそうなんです。続々と保険適応がされていってますが、それでも高い。

(3)「未知の副作用」が出る

これはどんな薬にもつきもののリスクです。新しい薬は（発売前にどれだけ治験をしても）必ず一定数の予期せぬ副作用があとから判明します。小細胞肺がんの治療薬イレッサ®の間質性《かんしつせい》肺炎などが有名です。

というわけで、分子標的治療薬（種類によって「小分子《しょうぶんし》化合物」とか「抗体薬」とも呼ばれます）が販売されている一部のがんについては、これまであげた治療法と一緒に、分子標的治療薬を併用することが増えています。

「放射線治療」が日本で欧米ほど広まらないワケ

放射線と一口にいっても、いろいろあります（X線や電子線、γ《ガンマ》線とか）。要は、

・体を透けて通る

・放射線が通った場所の細胞に一定のダメージを与える

ようなビームだと思ってくれればOKです。

放射線治療では、**がん細胞のみに集中して放射線をあててダメージを与える&まわりの正常な細胞の受けるダメージを少なくする**ようにしなければいけません。

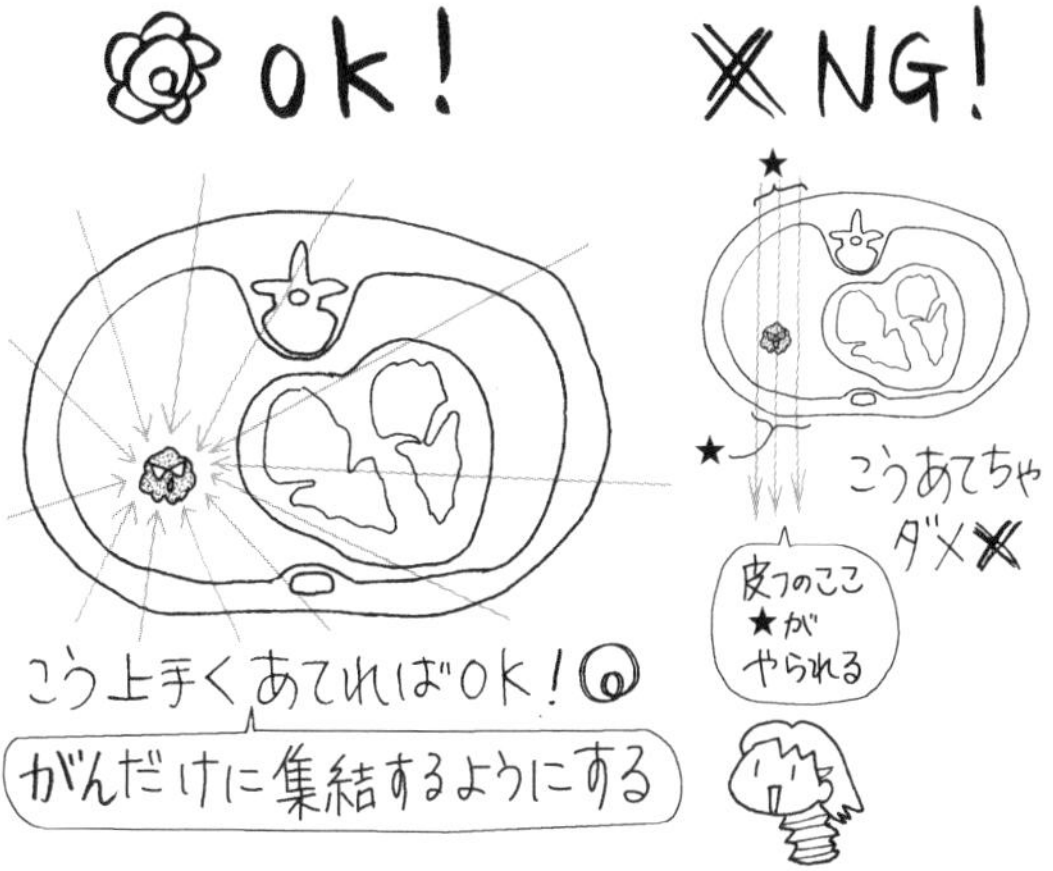
OK!
NG!
こう上手くあてればOK!
がんだけに集結するようにする
こうあてちゃダメ
皮フのここ★がやられる

すると、360度から放射線をあてる&もれないようにぶ厚い壁が必要なので、**すげえ大がかりな装置**になります。よって、放射線治療ができる病院は限られていて、大学病院や、がんセンターくらい。通常の病院には装置がないので、放射線治療が必要な場合は、治療できる病院へ紹介状を書いて、患者さんに転院してもらいます。

「オペするのが大変な場所」に有効

「放射線治療がとてもよく効くがん」に

は、積極的に放射線治療をします。舌《ぜつ》がん、前立腺がんなどがそうです。ほかにも、脳腫瘍などの**オペするのが大変な深い場所**にできたがんや、声帯など**機能を残したい場所のがん**の治療にも有効です。

実は、放射線治療は欧米ではかなり主流です。でも日本ではあまり普及していません。

その理由として、2度の原子爆弾による被害と、原子力発電所の事故によって、**「放射線＝怖い」というイメージが強い**ことがあげられています。「被爆は怖い」という先入観は、とても根強いです。そのほかにも、日本は胃がんなど手術が効果的ながんが多かったために、「がん＝手術で取りきるもの」「手術で取りきらないと不安。死んでしまうのではないか？」というイメージが強いこともあります。

専門家や実施施設もまだまだ少ないです。今後増えていくといいな!!

「余命」って、どうやって決めるの？

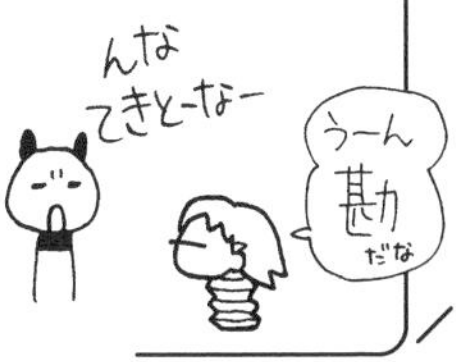

「がんの余命宣告」ってよく聞きますよね。この「余命」って、いったいどうやって決めているのか。うーん、

勘です。

いろいろあるけど、このくらいかなーみたいな。いや、ちゃんと科学的根拠はあるんです、なんとなく。

「がん細胞が生まれてしまった」あと、どのくらい生きていられるかは、次のような要素で決まります。

(1)もともとのがんの**種類**

(2)**爆発力**

（転移しやすいタイプか否かとか、ふくらんでいくスピードの早さとか）

(3)**手術**したとき、どのくらい**取りきれたか**

(4)**抗がん剤や放射線治療**がどのくらい効くか

(5)ご本人の**基礎体力**

(6)過去の**統計データ**

(7)医者の**経験値や勘**

これらから、**だいたい判断します**。実は明確な根拠はありません。「直接の死因」が何になるかもわかりません。でも、これらの要素を総合的にみると、「なんとなく、このくらいの余命だろうなー」って思うのよね。

たとえば、55歳で働き盛りの男性Aさんの場合を考えてみます。

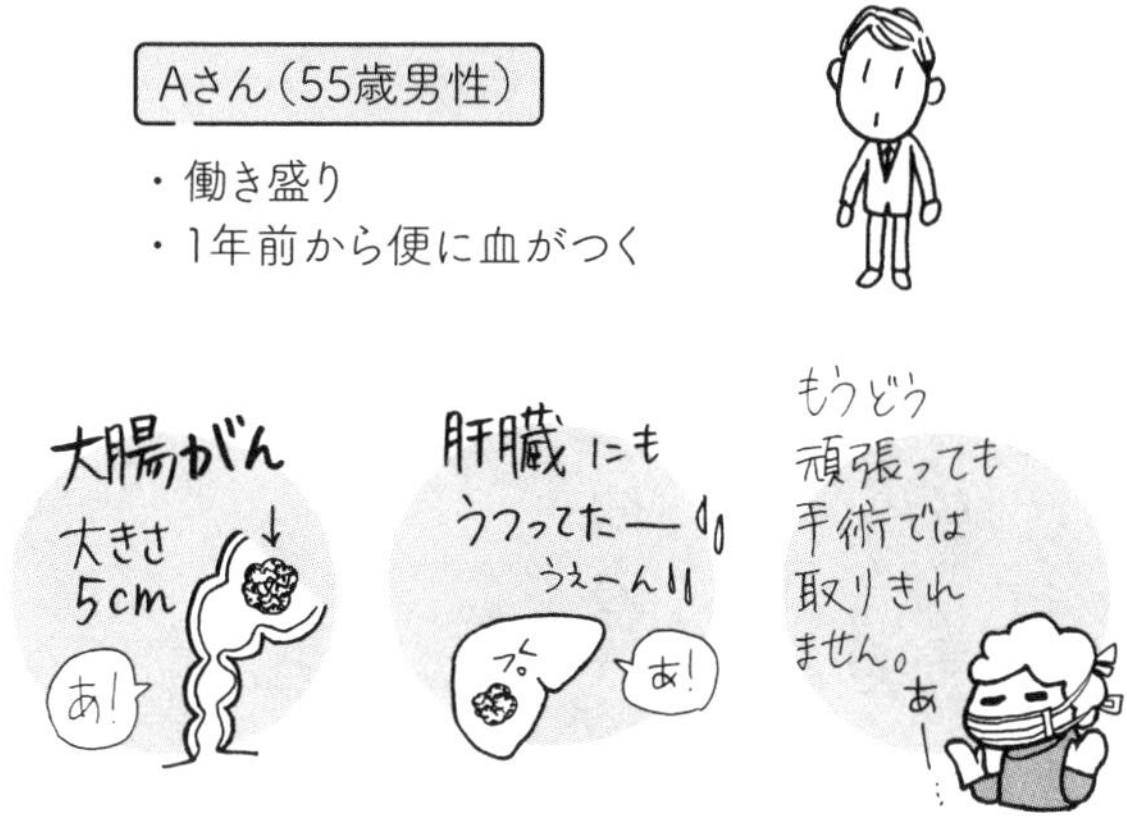
Aさん(55歳男性)
・働き盛り
・1年前から便に血がつく
大腸がん
大きさ5cm
あ!
肝臓にも
うつってた——!!
うぇ～ん!!
ポく
あ!
もうどう
頑張っても
手術では
取りきれ
ません。
あー…

Aさんは、1年前から便に血がつきはじめました。検査の結果、Aさんは大腸がん。肝臓にも転移していて、もうどう頑張っても手術では取りきれません。

と、いうことは、Aさんは遅かれ早かれ大腸がんのせいで死にます。**死因は決定**しました。

そこで、余命を決める要素を見てみると、(1)もともとのがんの種類は「大腸がん」(2)爆発力は「転移しているのでありそう」です。取ったがんの組織の形を顕微鏡で見たり、DNAの型からも判断します。(3)オペでは「取りきれず」、(4)抗がん剤は「まぁ2年くらいは効くでしょう。未来永劫《えいごう》は無理」です。⑸体力は「若いのですごくある」状態（これが逆につらい）で、⑹過去の統計データを見てみると、原発巣《げんぱつそう》の大きさや転移の有無などから5年生存率を割り出した統計データがありますので、それを参考にします（日本では、それぞれのがんごとに「癌取扱い規約」という本にまとめられています）。以上を合わせて、⑺医者の勘と経験で、**「まぁ3年くらいはもつでしょう……」**ということになります。

「無理ゲー」を何カ月続けられるのか？

Aさんはその後おそらく、入院して、直腸をとったり、人工肛門にしたり、肝臓もちょっと取ったりと、大手術をします。若いので体力もあり、耐えられます。

オペでは**「がん細胞が取りきれませんでした……」**という場合、取りきれなかったがん細胞を抗がん剤でやっつけるべく、**抗がん剤の点滴を行ないます**。一方、オペで**「見えるものはすべて取りきれました!!」**となった場合。それでもがん細胞が

Aさんは入院して

直腸取る＋人工肛門＋肝臓もちょっと取る

というオペをしました。

大手術!!
ヨロヨロ

取りきれませんでした……。

取りきれなかった
がん細胞を
抗がん剤で叩きましょ！

取りきれました!!

がん細胞が残ってるかも
しれないので**念のため**
抗がん剤で叩きましょ！

結局
合流

抗がん剤の点滴

くり返し
何クールも
やります

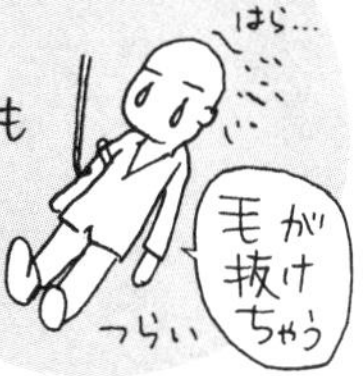
はら…
毛が抜けちゃう
つらい

※どんな副作用が出るかは
薬によります

がんが消えた!!

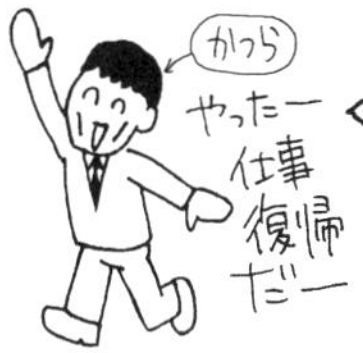
かつら
やったー
仕事復帰だー

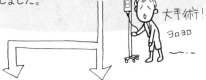

つづく…

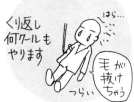

残ってるかもしれないので、念のため**抗がん剤の点滴を行ないます。**

抗がん剤の治療をのりこえ、がんが消えた!! となればAさんは退院、無事に仕事復帰できます。これでめでたしめでたし……と終わるわけではありません。

167ページでも書きましたが、1個1個のがん細胞は小さいので、かなりの大きさに育たないとCT（X線を使って体内を見る装置）やMRI（強い磁石と電波を利用して体内を見る装置）で目に見えるようにはなりません。そして、

がん細胞が少しでも残っていると、復活してきます。

俗にいう**「再発」**です。

もちろん再発したがんが手術で取れる場所なら再手術します。これはイタチごっこになり、正直きりがないです。取れないことも多いしね。

ちなみに「オペで取れない」っていうのは、外科医の腕だけのせいじゃありません。たとえば脳の奥にできてしまった腫瘍は、取るためにまわりを壊さなければな

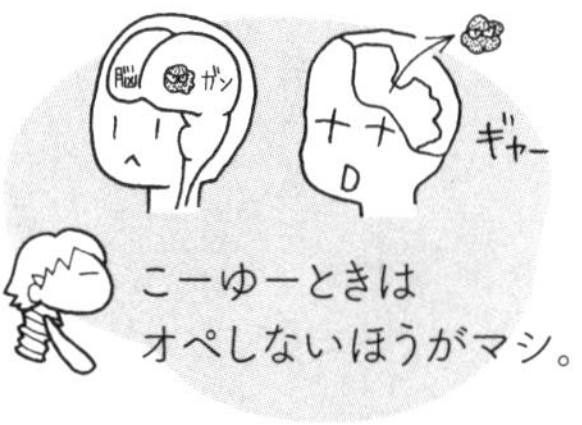

らず、せっかく取ってもすげぇダメージが大きいです。**オペしないほうがマシ**ってのも大事な判断。

そしてついに、肝臓がおされて死ぬ、脳がおされて死ぬ、肺がつぶれて死ぬ、がんからの出血多量で死ぬ、がん細胞の出す変な液体のせいで血液がおかしくなって心臓が止まる……etc.

ここまでいくと、

どっちにしろ無理ゲー

で、どこかでいきづまって死にます。つまり、

無理ゲーを何カ月続けられるか

が**「がん患者の余命」**だともいえます。

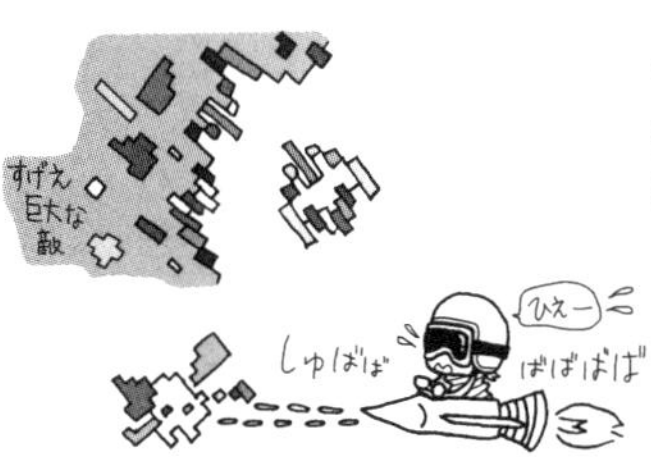

がんとは「理にかなった自殺装置」？

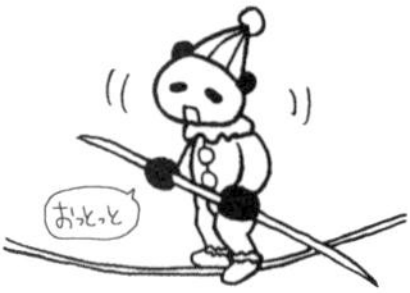

「がん細胞も私の子どもなのだ、でもなぁ」

がん細胞はよそから来た外敵ではなく、自分の一部であり、**自分の体が生み出したミュータント（突然変異体）**です。

ある意味、がん細胞も私の子どもで、自分の生み出した子どもに殺されるわけです。変ですよね。「どうして？」って思いますよね。理不尽ですよね。

がんは、細胞が分裂するときのＤＮＡのコピペミスといいました。

たとえば、どんなスゴ腕の曲芸師だって、綱渡りを**1万回やれば1回くらいミスします**よね。

100万回やればミスは100回になります。

100回もミスすれば、1回くらい致命傷を負うかもしれません。そして、その1回で首の骨が折れて死んでしまうかもしれません。

細胞ががんになる、というのはこーゆー感じです。

細胞分裂した回数が多ければ多いほど、がんになる可能性が上がる、つまり**長く生きていれば長く生きているほど、がんはできやすくなります**。年をとればとるほど、がんになりやすくなるのです。

「人類という種族全体で生き残る」という視点でみれば、お年寄り、つまり**古い個体**がのさばり続けるのはイマイチです。これは、ライオンでも犬でも鳥でも虫でもそう。

年をとるほどがん細胞が生まれやすくなる、というのは、**人類全体としてみれば「理にかなった自殺装置」**なのかもしれません。

老人のがんはゆるやかに成長するから、オペの必要すらないことも多いくらいです（オペすると、逆に負担が大きすぎて早死にしちゃうことさえあります）。

でも、若い人に起こると悲劇

でも、若い人だってがんで死んでいます。若い人のがんは、**宝くじに当たってしまったようなもん**なんです。

さっきの綱渡り職人にたとえると、たとえ失敗するのが１００万回に1回でも、それが最初の1回で当たってしまう人もいます。これは「当たりくじを何回目で引くか」ってだけの話で、

ただの運です。

ただし、人によってはがんになりやすい家系とか、遺伝するがんもあります。ウィルスや細菌に感染することにより、がんになることもあります。たばこを吸っていれば、がんになるリスクは上がります。

これらは、ロシアン・ルーレットの当たり確率を上げる要素だと思いましょう。

若い人のがんは、がん自体も活きがよくて、血行もよく、転移のスピードも早かったりします。

病院へ行く習慣もないし、無理もきくため、症状が出た&発見したときには手遅れというパターンも多くなります。つらいです。

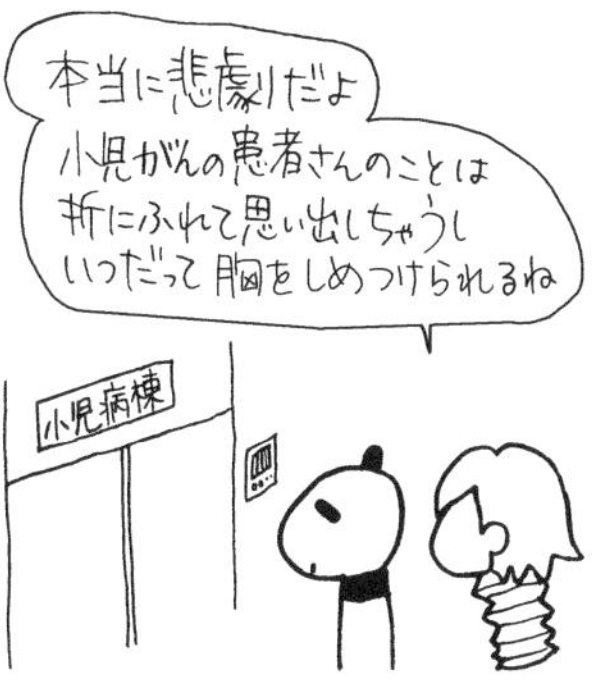
本当に悲劇だよ
小児がんの患者さんのことは
折にふれて思い出しちゃうし
いつだって胸をしめつけられるね
小児病棟

4章

生活習慣病

「日ごろの不摂生」がたたって死ぬということ

……「血液ドロドロ＆血管ボロボロ」の行きつく先は——

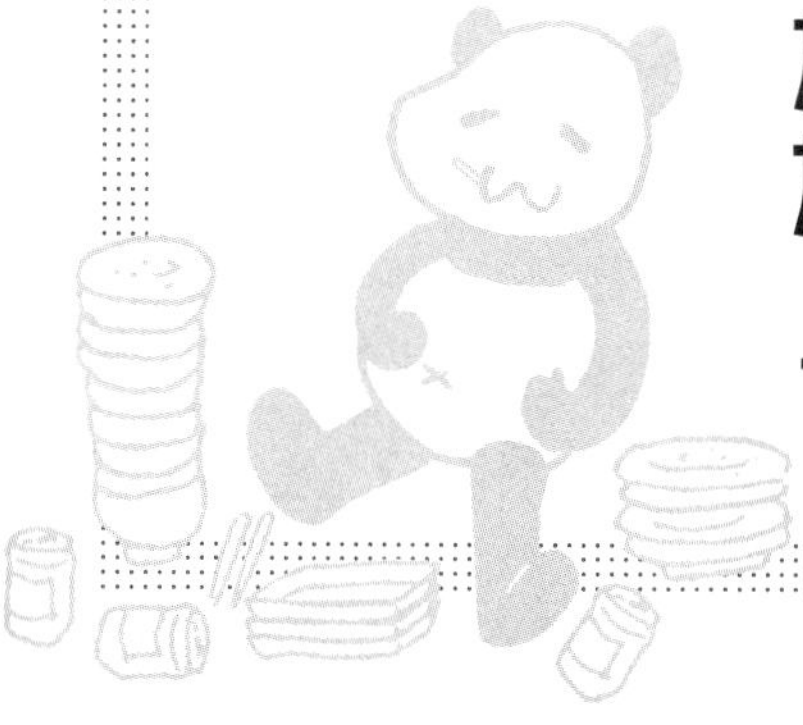

食生活の西洋化――
気付いたら「血管が大変なこと」に！

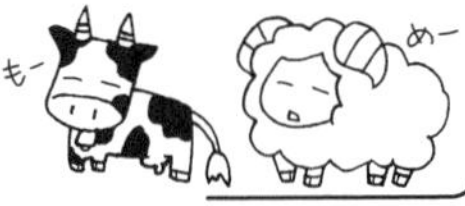

太古の昔から日本人は、**米**や**麦**や**いも**や**木の実**や**あわ**や**ひえ**から炭水化物を、**魚**とか**貝**とか**大豆**からタンパク質をとって暮らしていました。

そーやって、日本人は何万年も生きてきたのです。

むしろ、山と川と海ばかりの狭い島国で、**限られた食料&限られたカロリー**のなかで、

いかに燃費をよくするか!?

が大切でした。

酪農《らくのう》、つまり動物をたくさん飼って、その肉や乳や卵を食って暮らす、というスタイルには、広い牧草地が必要です。山の多い日本では難しかったのです。

だから当時は、米と魚と大豆だけの粗食でも、なんとか飢え死にせずに生きていける人間が、生命力の強い、生き残れる人間でした。

ところが!!

明治時代の開国によって西洋化したことで、食生活は豊かになり、乳製品や肉や油や卵がたくさん食べられるようになりました。

令和の現在は、別にぜいたくしなくても、普通の食生活を送っていても、

日本人のDNAにとって卵やバターや肉が多いんです。

粗食を心がけていたとしても、それでも糖分や油分が多いのです。

こんな食習慣は、**何万年の歴史からみれば「ごく最近」に起こった変化なのだ!!**

あまりに急激です。我々の体はとてもついていけてない。

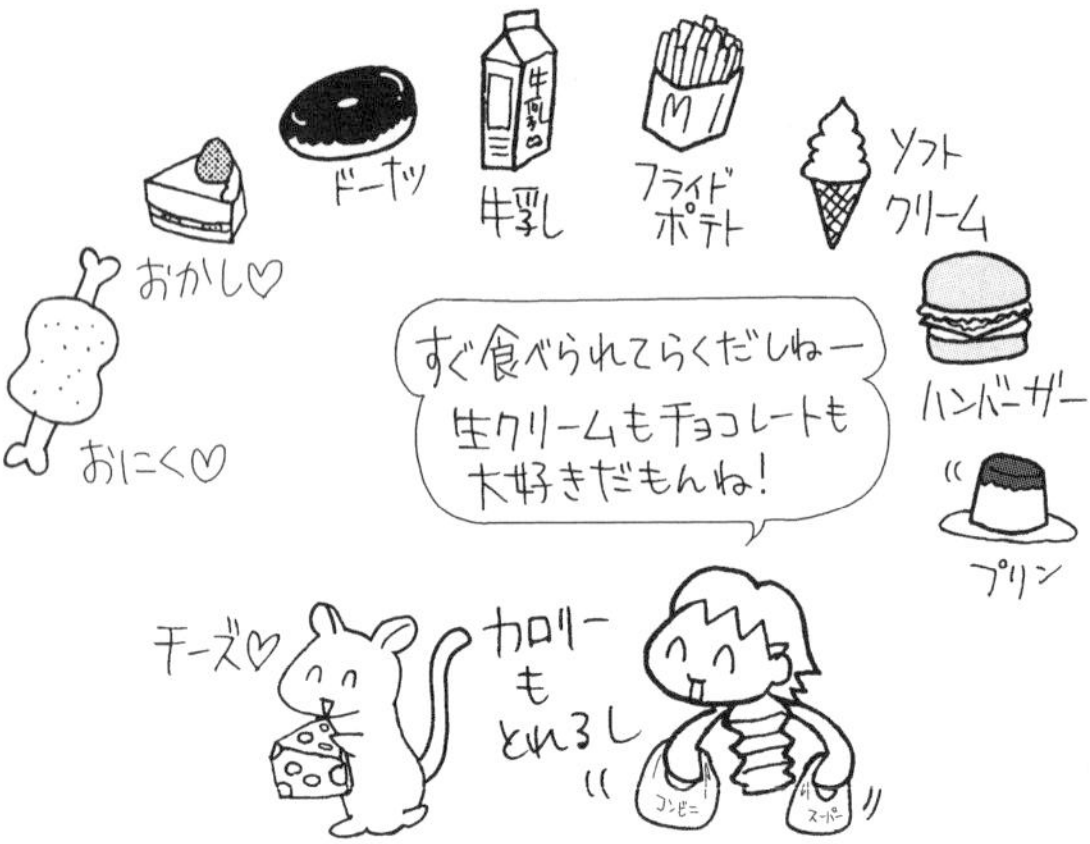
おにく♡
おかし♡
ドーナツ
牛乳
フライドポテト
ソフトクリーム
ハンバーガー
プリン
すぐ食べられてらくだしねー
生クリームもチョコレートも
大好きだもんね!
チーズ♡
カロリーもとれるし
コンビニ
スーパー

気が付いたら、血液がお砂糖やバターや油まみれになって……

血管にバターがつまる!!

血管にお砂糖がつまる!!

血管の壁が硬く、ボロボロになる!!

(というイメージ)

油や食材の切れはしが台所のパイプの壁についてドロドロと汚れがたまっていくように、私たちの血管の壁にも、年々少しずつドロドロがたまります。

気が付いたら心臓の血管がつまって**心筋梗塞**《こうそく》で死ぬ。脳の血管がつまって**脳梗塞**で死ぬ。脳の血管がボロボロになってパンッ! と切れて**脳出血**で死ぬのです。

パイプは急につまります。

基本は台所のパイプ汚れと同じです。うすーいぬめりがついて、そこに髪の毛や食べかすなどの固形物がくっつき、さらにぬめりがコーティング、さらに固形物がくっつく……を繰り返し、ぶ厚くなってくると油汚れは固く変質して、もう落ちなくなっています。

「あれ？　流れが悪くなってきたな」と思ったときには、実はかなりつまっているのです。それからあわててキレイな水を流したり、家庭用パイプクリーナーを使っても、

もう遅い。

こうなると、ワイヤーを入れて物理的にゴリゴリと汚れをそうじすることになります。

排水溝のパイプがつまるしくみ

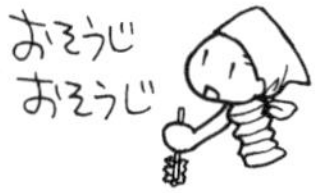
おそうじ
おそうじ

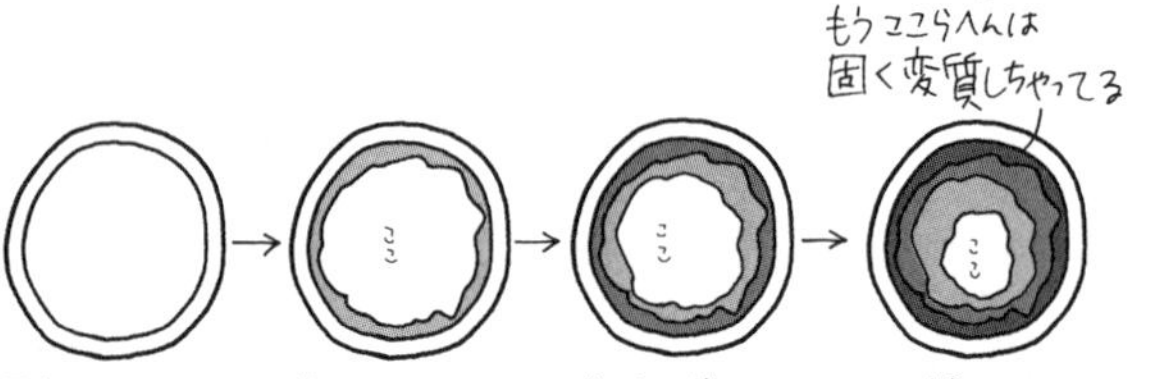
もうここらへんは
固く変質しちゃってる
ここ
ここ
ここ

最初は
こんなもの。
もちろん
正常に流れる。

徐々に
厚くなる壁。
けど、まだまだ
普通に流れる。

まだ正常に
流れるので
気付かない。

このくらいに
なってようやく
水の流れが悪く
なったと感じる。

〜オマケ〜

台所や浴室のパイプは、最低でも年1回はそうじしましょうネ。

マンションなどの集合住宅では、業者さんが年1回くらい来て、ワイヤーを入れてゴリゴリと汚れを落とすおそうじをしてくれます。

それをサボっていると、普段はきちんと流れて問題なく使えていても、ある日突然、ちょっとした水アカや髪の毛やホコリでつまるのです。それに気付いたときには、もう素人にはとりかえしがつかなかったりします。

◎「血管の壁の汚れ」が動脈硬化、そして心筋梗塞＆脳梗塞へ

人間の血管でも、流れが悪くなってからちょっと血栓《けっせん》をとかしたり、血をサラサラにして固まりにくくする薬を使ったところで、

もう、汚れを除去することはできません。

硬化してしまった動脈も（**動脈硬化**っていいます）、やわらか～くは戻ってくれません。

これが、何かのきっかけ（たとえばカサブタみたいな血のかたまりが飛んできたり）で**一気につまる**と、急性の心筋梗塞や脳梗塞になります。

また、別の何かのきっかけ（たとえば運動とか、過度の緊張とか、たばことか……）で、血管がちょっとキュッと縮むと、それだけで**完全に血行がなくなる**こと

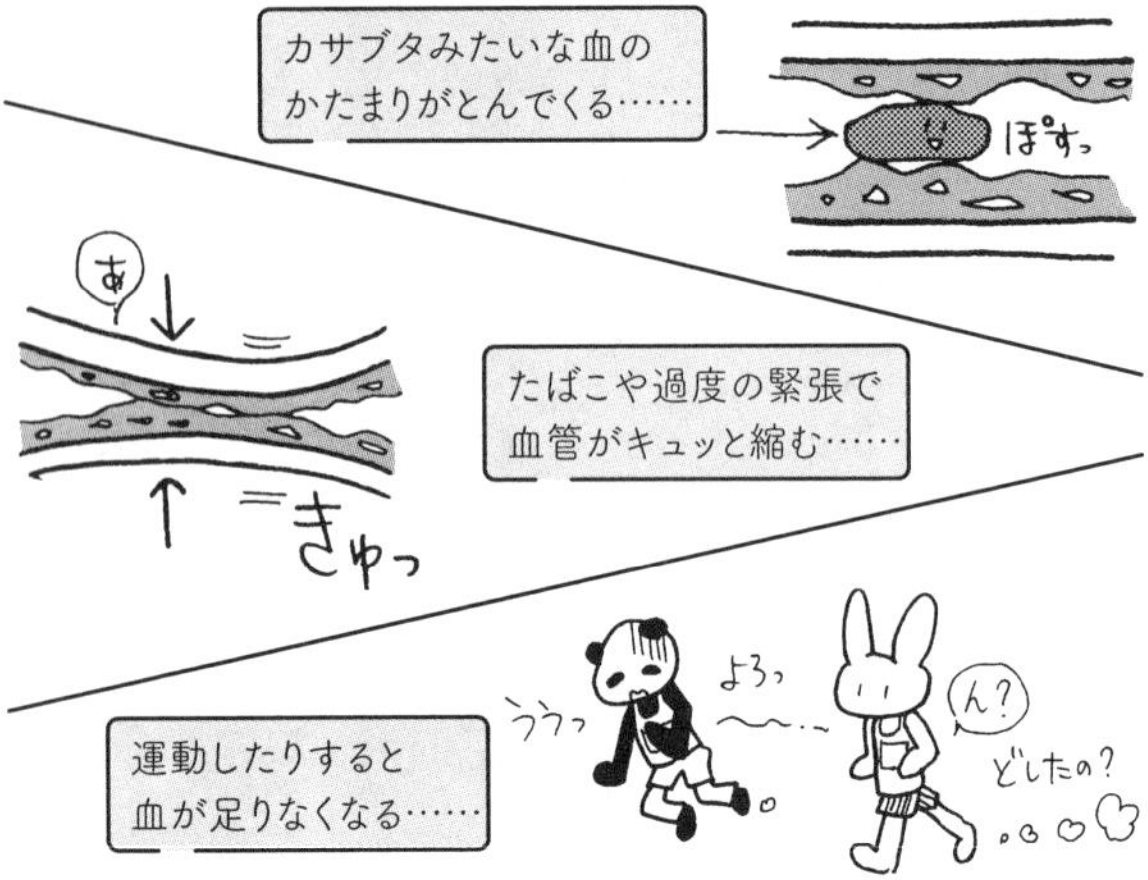
カサブタみたいな血の
かたまりがとんでくる……
ぽすっ
あ
たばこや過度の緊張で
血管がキュッと縮む……
きゅっ
よろっ
ううっ
ん?
どしたの?
運動したりすると
血が足りなくなる……

もあります。

さらに、運動したりして、**たくさん血と酸素が必要になった**ときにも血が足りなくなります。

これらは、長年流してきた血液の問題です。

だから、何の病気の気配もない若いころからキレイな血液を流し続けて、**汚れをためない必要**があるわけです。

どこの血管がつまるのか？

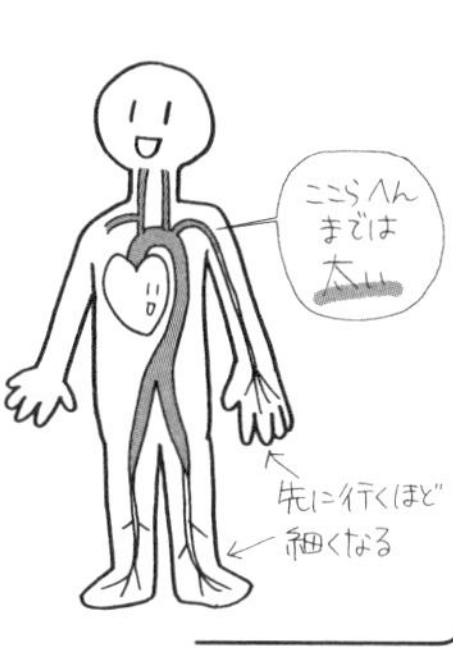

血管には、太い血管と細い血管があります。私たちの血管は、心臓に近いほど太く、心臓から離れる、つまり先に行くほど細くなります。

細い血管がつまると、もちろん、つまった先に血液がいかなくなって、

その先にあるものが死にます。

手足の血管ならその先の指が腐ります。脳の血管なら脳が死に、心臓の血管なら心臓が死にます。

大動脈のような**太い血管**は径が太いので、「つまる」ことはまずありませんが、血管が砂糖まみれ、油まみれだと、壁に**ベタベタ・ドロドロ**の油汚れがくっつきます。そして時間がたつと硬くなって、**カチカチのパッキパキ**になります。心臓近くの太い血管もカチカチになって柔軟性がなくなるので、心臓の圧力がそのまま体の末端までいって、

血圧が上がるのです（215ページへGO！）。

さらに、血管の壁に付着したカチカチのパッキパキになったヤツらが石灰化《せっかい》して、骨みたいに硬くなります。そして硬くなったところがちょっと裂けると、そこからあっという間にベリベリとめくれてきちゃいます。そのせいで血管がふさがるまでになると、血流が途絶えて、その先にあるものが死にます。

また、硬くなった壁の一部がはがれることもあります。そうなると、はがれたものが**飛ぶ!!**　そして下流のどこか細い血管でつまって、その先にあるものが死にま

細い血管

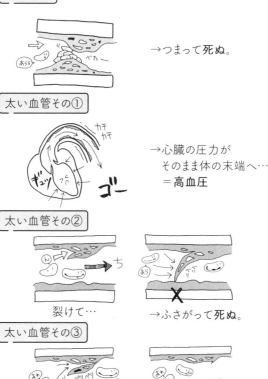

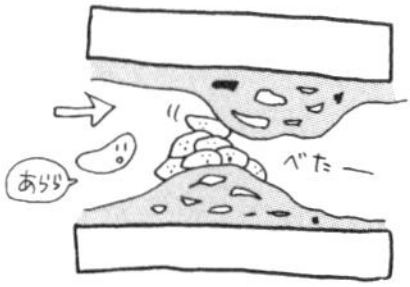

→つまって**死ぬ**。

太い血管その①

→心臓の圧力が
そのまま体の末端へ…
＝**高血圧**

太い血管その②

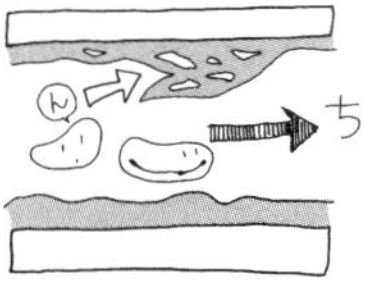

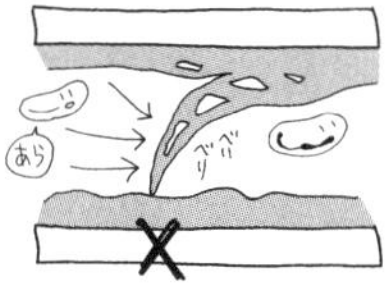

裂けて…

→ふさがって**死ぬ**。

太い血管その③

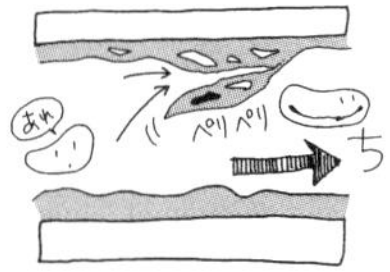

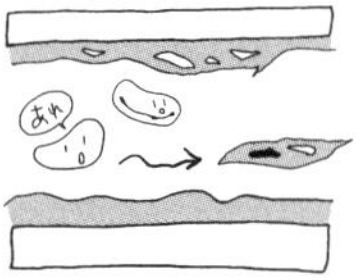

はがれて…

血栓が飛んでいく
→その先でつまって**死ぬ**。

す。脳の血管なら脳梗塞で脳が死に、心臓の血管なら心筋梗塞で心臓が死に、肺の血管なら肺塞栓《はいそくせん》で肺が死ぬ。そして**本体のヒトも死ぬ**のです。

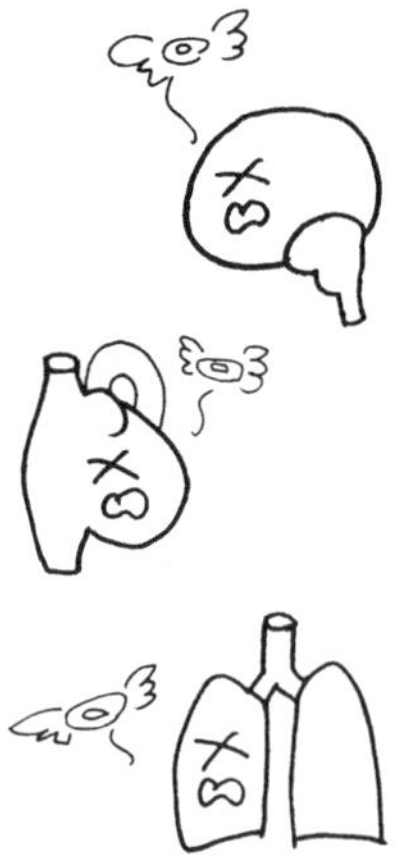

◯「心臓の血管がつまる」と、どうなるの？

心臓は全身に血を送るポンプです。その心臓自体も大きな筋肉のかたまりで、心臓の筋肉自体に血を送るための血管（冠《かん》動脈）があります。冠動脈が急につまると、心臓へいく血が急に止まるので、

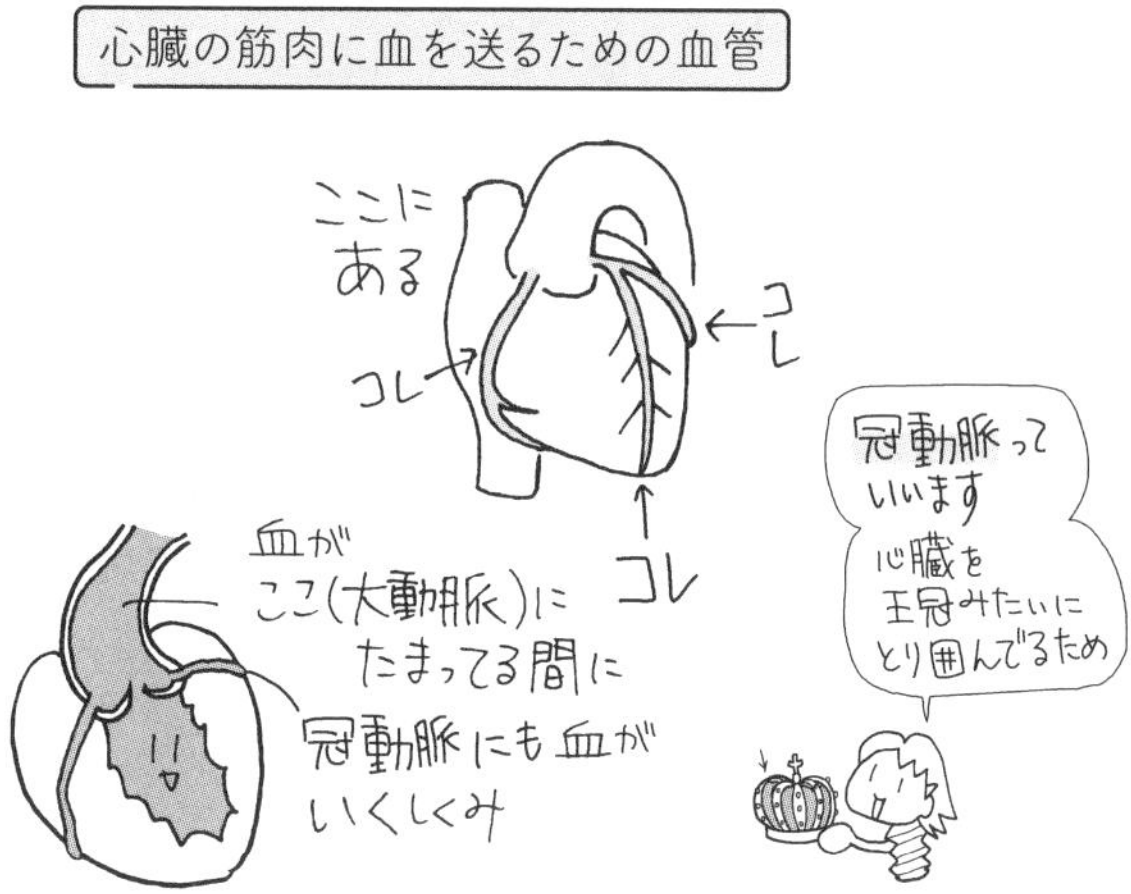
心臓の筋肉に血を送るための血管
ここにある
コレ
コレ
コレ
冠動脈っていいます
心臓を王冠みたいにとり囲んでるため
血がここ(大動脈)にたまってる間に冠動脈にも血がいくしくみ

あっという間に心臓の筋肉が死にます。

心臓が死んだら人の本体も死にます。**ジ・エンド**です。これが**「急性心筋梗塞」**ってやつです。

ただしこれは〝急に〟つまった場合。

ゆっくりつまっていった場合はもう少し余裕があります。急死はしないですむ。

ゆっくりつまるとはどういうことかというと、油汚れがついたせいでゆーっくり狭くなっていった血管が、何かのきっかけでキューッと縮む（酸素がたくさん必要なイベント、つまり運動、たばこ、すごくショックな出来事……などがあると血管はキューッと縮みます）。すると通っていたものが通らなくなるので、「血が足りない!!」と心臓が痛くなるのです（**「狭心症《きょうしんしょう》」**っていいます）。

多くの場合は15分以内に縮んだ血管がもとに戻り、胸の痛みもおさまります。でも、血行がもとに戻らなかった場合は、本当に血が足りなくなって酸素不足になり、心臓の筋肉が死にはじめます。じきに**ホンモノの心筋梗塞**に移行していくのです。すると心臓が全身に血を送り出せなくなり、いろんな臓器が酸素不足で死にます。結果、本体の人間も死にます。

「脳の血管がつまる」と、どうなるの？

脳の血管も、心臓の血管同様に**「急につまるか」「ゆっくりつまるか」**で2パターンあります。

今度は先に「ゆっくりつまる」タイプをみていきます。純粋に、細い血管が徐々

心臓の血管がゆっくりつまる

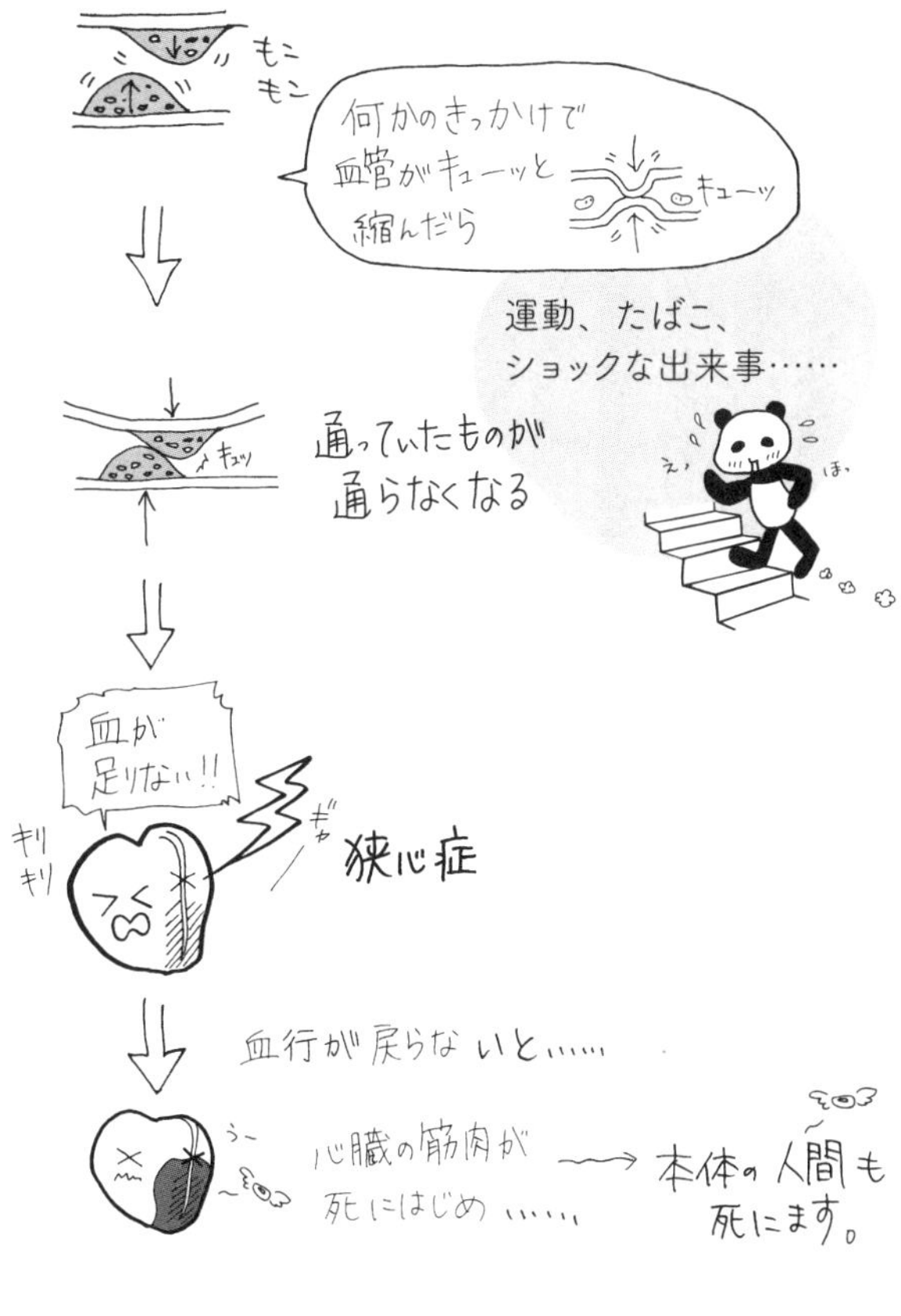

もこもこ
何かのきっかけで
血管がキューッと
縮んだら
キューッ
運動、たばこ、
ショックな出来事……
え
ほ
キュッ
通っていたものが
通らなくなる
血が
足りない!!
キリキリ
ギャ
狭心症
血行が戻らないと……
うー
心臓の筋肉が
死にはじめ……
本体の人間も
死にます。

につまっていくというパターンです。

脳の中のいろいろなところで細い動脈が散発的につまるので、ポツポツと小さい脳梗塞が、パラパラと広がっている感じになります。急につまるわけではないので、途中で気が付きにくく、

気付いたときには認知症

になっているというパターンが多いです。

脳の血管がゆっくりつまる

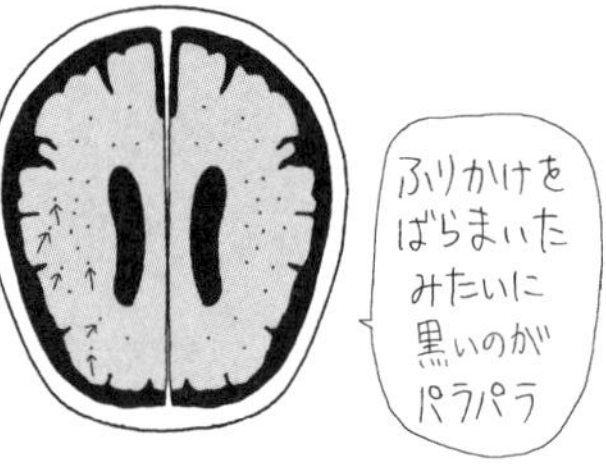
ふりかけを
ばらまいた
みたいに
黒いのが
パラパラ

次に、**「急につまる」**タイプをみていきましょう。こちらは急にやってきます。

心臓の中にできた血のかたまりや、首や動脈にできたコレステロールのかたまりがはがれて飛びます。

けっこう大きめのかたまりが飛ぶので、脳の太い血管にすぽっとはまり、そこがつまります。そして、

脳の血管が急につまる

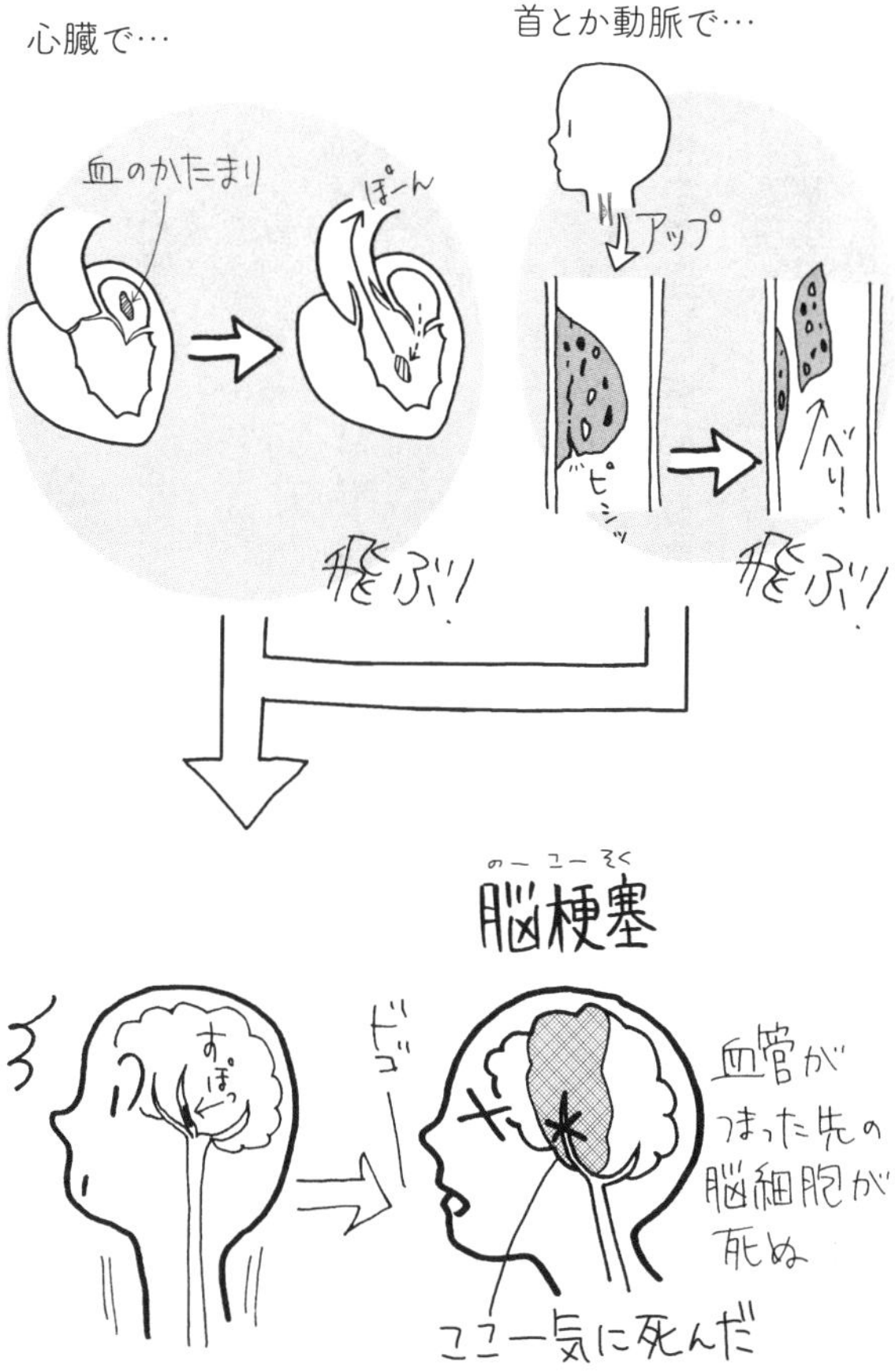

心臓で…
首とか動脈で…
血のかたまり
ぽーん
アップ
ビシッ
べり！
飛ぶッ！
飛ぶッ！
脳梗塞《のーこーそく》
すぽっ
ビコ
血管がつまった先の脳細胞が死ぬ
ココ一気に死んだ

急にドゴッと広い範囲の脳が死にます。

こんな感じで、血管がつまった先の脳細胞が一気に全部死ぬことを**「脳梗塞」**といいます。

◯脳の血管が「パーン!!」と切れたら?

脳の血管が**つまる**だけでなく、脳の血管が**切れる**こともあります。

(1)血圧がすげぇ高くなる
(2)長年の不摂生で血管の壁がボロボロ

の2つの合わせ技で、血管がパン!! することがあります。これを**「脳出血」**といいます。

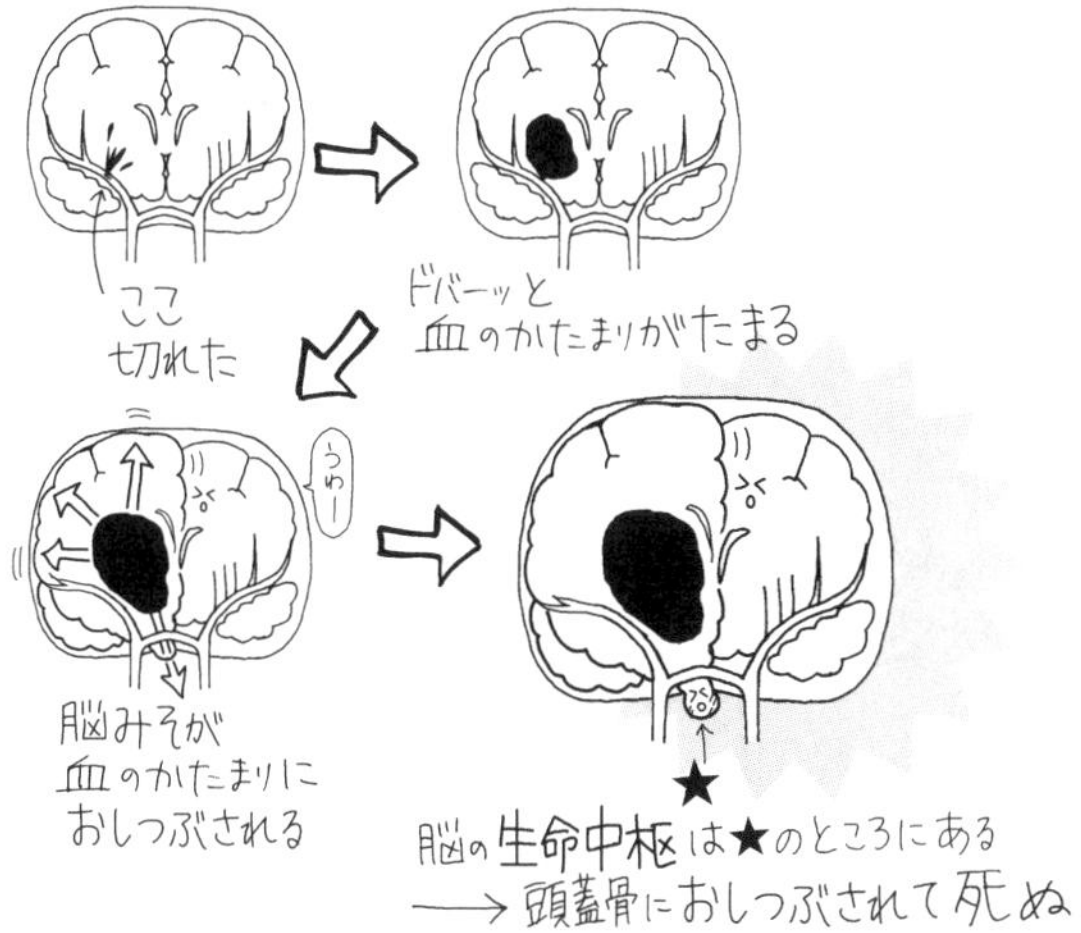
ここ
切れた
ドバーッと
血のかたまりがたまる
うわー
脳みそが
血のかたまりに
おしつぶされる
★
脳の生命中枢は★のところにある
→頭蓋骨におしつぶされて死ぬ

ドバーッと血のかたまりがたまり、脳みそが血のかたまりにおしつぶされます。

そして、脳の生命中枢が頭蓋骨《ずがいこつ》側へとおしやられ、ついには頭蓋骨におしつぶされて死んでしまうのです。

脳の血管がつまる**「脳梗塞」**。
脳の血管が切れる**「脳出血」**。
この2つを合わせて
「脳卒中《のうそつちゆう》」といいます。

「脳卒中」っていうのは正式な病名ではなく、「脳の血管になんかあって急にばったり倒れた」くらいの意味です。

見た目の様子からそう呼ばれています。

脳梗塞・脳出血のほかに、「くも膜下出血」とかでも起こります。

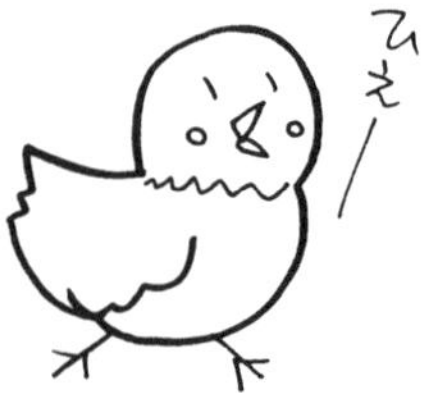

厚生労働省さま認定！　ヤバい「生活習慣病」

お砂糖や、バターや、油まみれの血液が流れているせいで、血管が古いパイプのごとくボロボロになっていっちゃう。何十年もかけてそうなるわけですから、悪くなる前に、若いころからなんとかしないといけません。

食事や運動や喫煙など、長年の生活習慣によって発症・進行する病気を、厚生労働省さまは**「生活習慣病」**と名付け、若いうちから指導することにしました（病気の症状が出てからじゃ遅い。心筋梗塞や脳梗塞で死んじゃうからね！）。

「生活習慣病」のメジャーどころは次の４つです。

(1) 高血圧
つまり血管が硬く細くなっちゃった！

(2) 糖尿病
つまり血の中に**糖分**が多い！

(3) 脂質異常症
つまり血の中に**油分**が多い！

(4) 痛風（高尿酸血症）
つまり血の中に**尿酸**が多い！

どれも健康診断でよくチェックされる病気です。

要は、糖分か、油分か、尿酸か、何がつまるかです。そして、生活習慣病の種類によってどこがつまるか？　どの臓器がやられるか？　が変わります。

つまりやすい場所・つまりにくい場所がそれぞれにあるんだな。

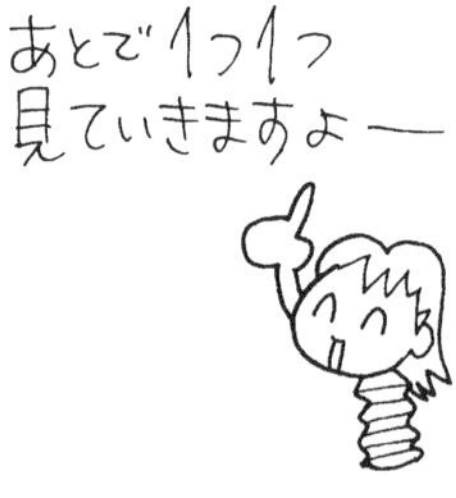

高血圧――「心臓近くの太い血管」の弾力性がなくなると……

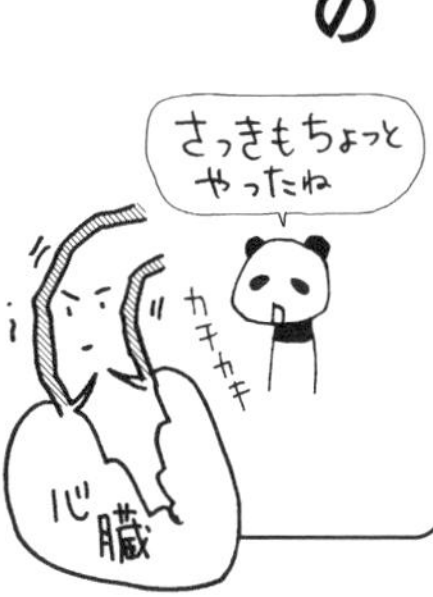

なんで血圧って高くなるのでしょうか。それは心臓近くの太い血管に汚れがついて硬くなることが原因です（202ページでもちょっと紹介しました）。

高血圧のしくみ

心臓はポンプのように血をドバッと出しています。心臓近くの太い血管（大動脈）は**もともと弾力があってやわらかく**、心臓がブシューーーッとふき出した血を、やわらかい壁でやさしく受け止めています。血をふき出していない（心臓が拡張している）間も、ちょっとだけ血をためておく、遊水池《ゆうすいち》のような役割をしています。そこそこ高い圧力で血を体のすみずみまで行きわたらせてくれているのです。**心臓が縮んでいるあいだ**は、とーぜん、体中に血がいく**血圧の「高い」状態。**一方、それ以外の**心臓が拡張しているあいだ**は、血液は送られているものの、勢いは少し弱い**血圧の「低い」**状態です。

ところが、血管が硬くパリパリになると、心臓から血を送り出す太い動脈で、遊水池のように血をためこむことができなくなり、古い鉄パイプのようにただ血を流すだけになります。つまり、心臓そのままの圧力が、そのまま全身の血管の末端までいくようになるのです。

末端の血管の壁は、そんなに強い圧力に耐えられるようにはできていないので、血管がパン!!　します（脳の血管がパーン!!　すると脳出血。死にます）。

血圧は通常、腕で測りますね。その数値ももちろん上がります。

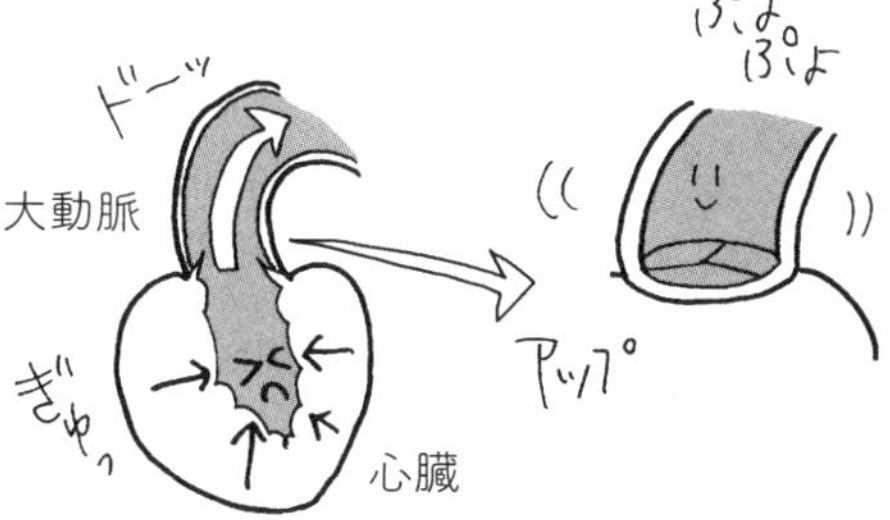

心臓が縮む

血をふき出してる

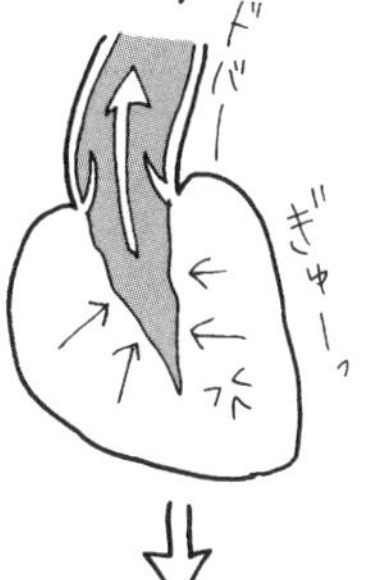

圧力が高く
血圧「上」の状態。

心臓が拡張

血をふき出してない

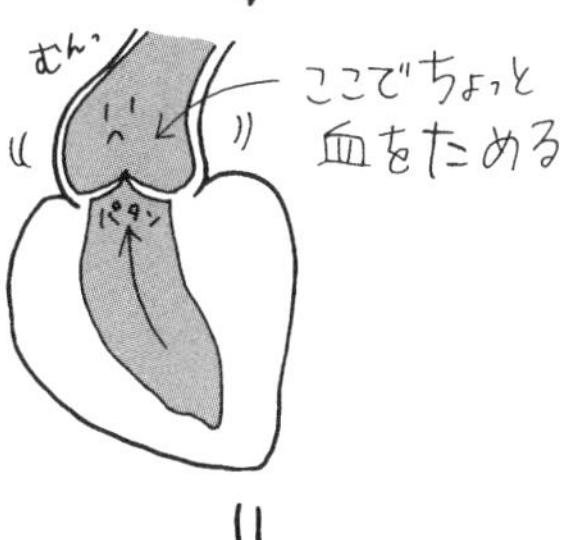

圧力が低めで
血圧「下」の状態。

血圧の基準はコレ!!

（いちおうの）ここが一般的にいう高血圧

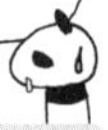

診察室での血圧（mmHg）	＜120	かつ	＜80が正常）
正常高値血圧	120〜129	かつ	＜80
高値血圧	130〜139	かつ／または	85〜89
I度高血圧	140〜159	かつ／または	90〜99
II度高血圧	160〜179	かつ／または	100〜109
III度高血圧	≧180	または	≧110
（孤立性）収縮期高血圧	≧140	かつ	＜90

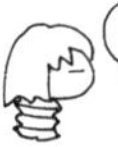

さらに家庭で測る場合は、また少し基準が変わってきます……。くわしくは234ページへ。

◯血圧の「いちおうの基準」

現在の「血圧のいちおうの基準」は上の通り。細かすぎて覚えられません。

ちょっと前までは**「上が140、下が90より上だと高血圧」**という、とってもシンプルなものだったんだけどネ。

しかも基準は

コロコロ変わります。

日本の厚生労働省や学会が勝手に……いや、**独自に**決めているので、お国の方針や学会の方針によって基準がコロコロ変わったり、増えたりします。あ、違った。

リアルタイムな現状に合わせて柔軟に対応しているので基準値も随時変わります。

なかなか覚えきれません。私は、

「140より上だと高血圧」

まずはこれだけ覚えています。あとは検索しています。

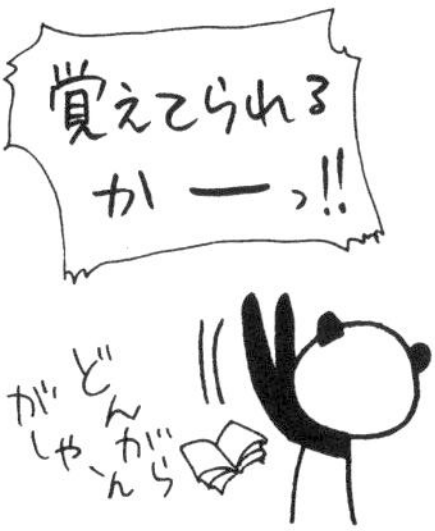

覚えてられるかーっ!!
どんがら
がしゃーん

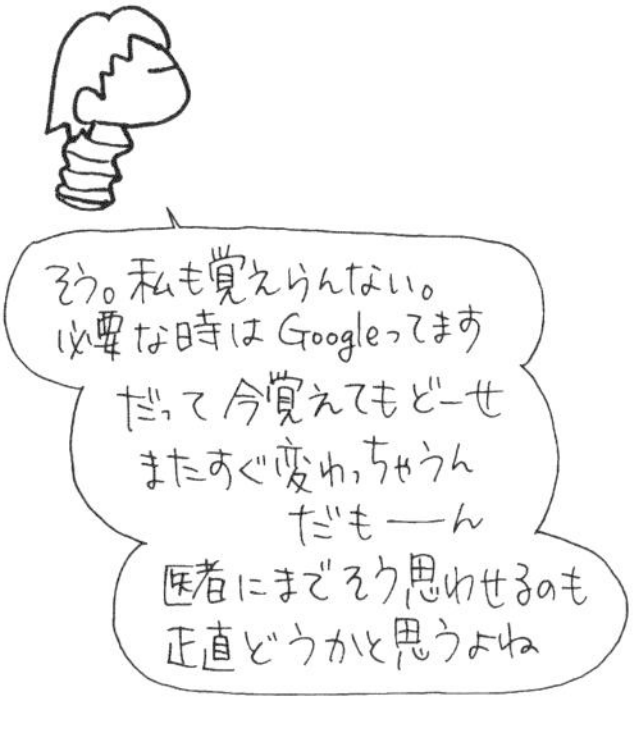

そう。私も覚えらんない。
必要な時はGoogleってます
だって今覚えてもどーせ
またすぐ変わっちゃうん
だもーん
医者にまでそう思わせるのも
正直どうかと思うよね

糖尿病――血液が「お砂糖まみれ」になると……

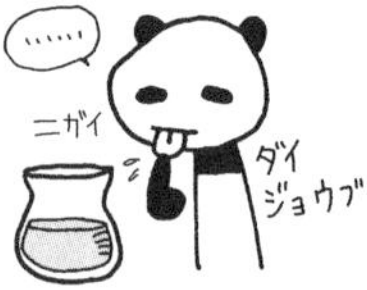

「糖尿病」ってナニ？　**おしっこが砂糖まみれってこと？**

その名の通り、尿が甘くなります。

採血がろくにできなかった時代には、確かにおしっこを医者がなめたり、おしっこの匂いをクンクンかいだりして診断してました。おおぅ……。

「尿」って病名に入っているのが誤解を生みやすいというか、嫌がられがちというか、いろんな意味で**いまひとつ**で、この病気の本当に大切なポイントは、

血液がお砂糖まみれになる

ってことです。

血液に糖分が多すぎると、糖が腎臓のフィルターをのりこえて、おしっこに砂糖がボロボロともれ出る。すると尿が甘い!! 糖尿病だ!! となるワケ。

「お砂糖がつまりやすい場所」があるんです

血液が**濃いめのジュース**になるって考えてみてください。血管はジュースを飲むためのストローです。

別に、血が甘くなっても問題なくないですか? ジュースみたいなもんなら。ジュースでストローの内側はつまらないでしょ? って思うかもしれません。

でもそれは「短期間」の場合。糖尿病ってのは、**甘すぎるジュースを5〜10年くらい絶えず吸い続けてる**ってことなんです。そりゃストローの内側もベトベトになるし、壊れもするでしょ。

お砂糖がつまって病気になる場所は限られています。しかも、どのくらいの年月で病気になるかも、だいたい決まっています。次の3つが有名です。

(1)末梢《まっしょう》神経——お砂糖まみれの血液になって、だいたい**5年後**くらい。

末梢神経への影響は、はじめに手足に出ます。しかも、「振動を感じる神経」とか、マニアックな場所に出ます。

その次に影響が出るのが痛覚です。「痛みを感じないなんていいじゃん！」って思うかもしれませんが、そんなことはありません。実はとても危険です。たとえば、**心臓にいく痛覚を感じる神経が死んじゃうと、心筋梗塞を起こしてもあまり痛くなかったりする**からです。気付かなくて病院に行かず、手遅れになっちゃうことがよくあります。

そして次に、内臓をコントロールする神経にマヒが出ます。ＥＤ（インポテンツ）になって糖尿病に気が付く例もありますね。

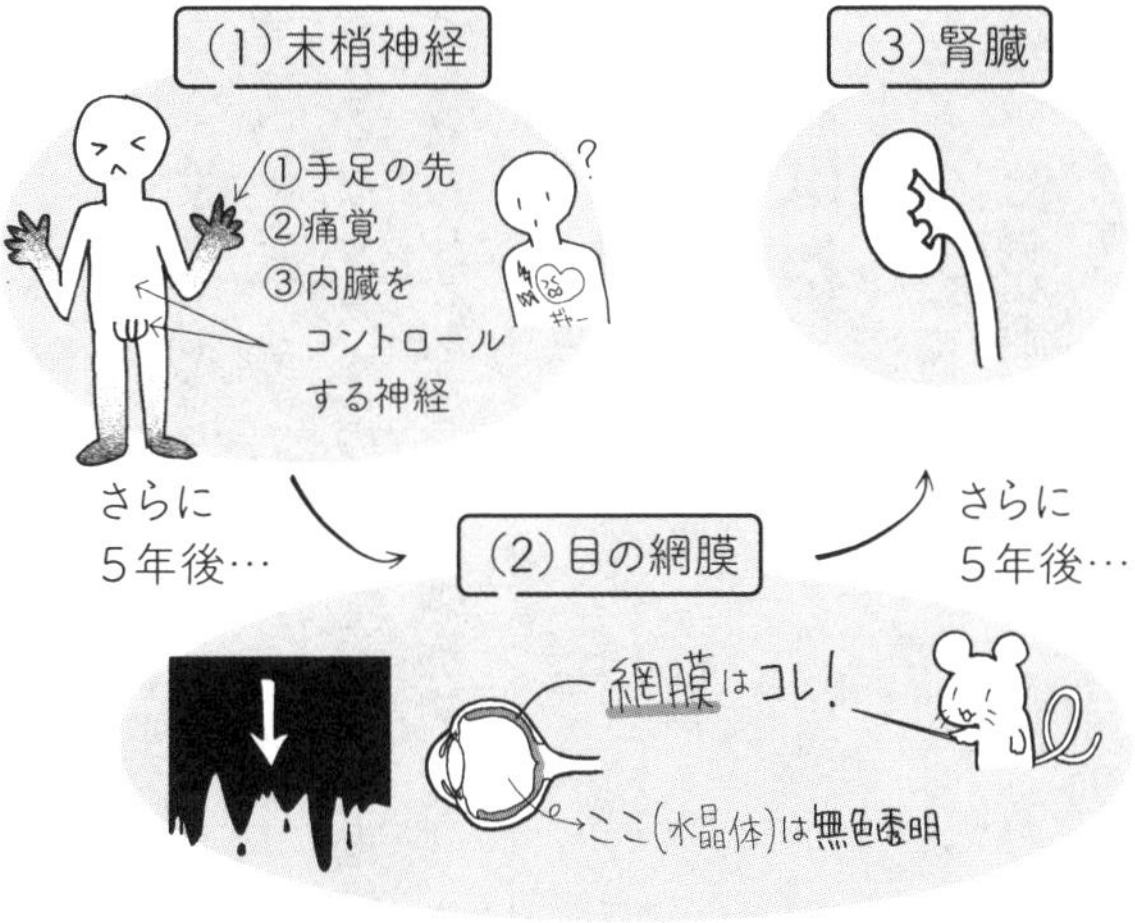
(1)末梢神経
①手足の先
②痛覚
③内臓を
コントロール
する神経
?
ギャー
(3)腎臓
さらに
5年後…
(2)目の網膜
さらに
5年後…
網膜はコレ!
ここ(水晶体)は無色透明

(2) 目の網膜――お砂糖まみれの血液になって、だいたい**10年後**くらい。

網膜ってのは、目に入ったものすべてをうつすスクリーンのようなものです。網膜の細い血管がやられてパーン!! すると、スクリーン全体が血で埋まっちゃうので、

ある日突然見えなくなります。

恐怖です。ホントに黒い幕が下りてくるように急に見えなくなるらしい。

(3) 腎臓――お砂糖まみれの血液に

なって、だいたい**15年後**くらい。

最初は「糖分多すぎて、砂糖が少しもれる」くらいですむのですが、ひどくなると、**おしっこをつくれなくなります**。腎不全です。

こうなると、体の外に捨てるべき**老廃物**を出せなくなって、体の中に尿素などの老廃物がたまっちゃう（尿毒症）&血液中にカリウムがたまって（高カリウム血症）、不整脈が起こり、心臓が止まります。

そして、死んじゃいました。

昔はね。

今は、**「人工透析《とうせき》」**の導入になります。週3回、4時間の人工透析に通いましょう。かなり大変です。障害者手帳もらえます。

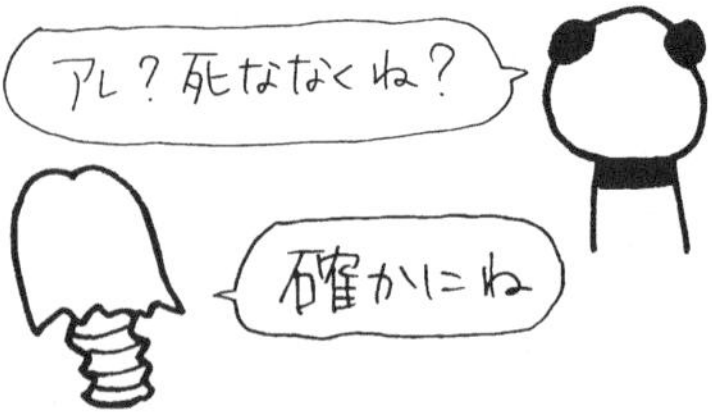

ということで、**糖尿病単独**で死ぬことは、今現在めったになくなりました（よほどの高血糖放置や低血糖放置でもない限り）。

最悪、足が腐っても気付けない！

糖尿病は、どちらかというと今は、**ほかの病気の殺傷力を飛躍的に上げる**ことで人を殺します。合わせ技ですね。麻雀でいえば「ドラ」です。それだけでは役にはなりませんが、一つでもほかの役があるとドラで役がのって、

一気にハネ満あります。

一発ですぐにハコテンになる。つまり死にます。

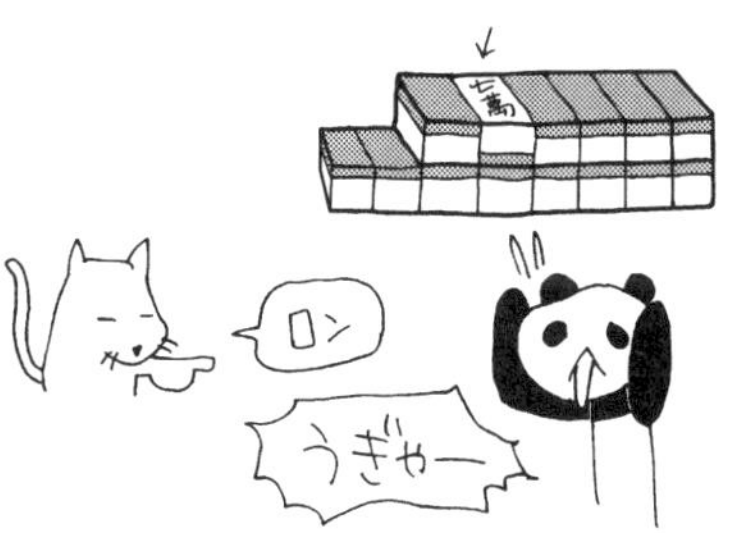

たとえば、さっきあげた(1)末梢神経障害も、末梢の血管がつまると、末梢の神経が死にます。

すると、手足の感覚が鈍《にぶ》くなって、ケガしても気付かない。気にせず動くのでケガも治らない（血管がボロボロになってるので、治りにくいっていうのもあります）。それどころか、

足が腐っても気付かない!!

腐っちゃうと、もうどうしようもないので足の切断になります。

でも切断が間に合わないと、足からどんどんバイ菌が上がっていくので、**敗血症で死にます。**

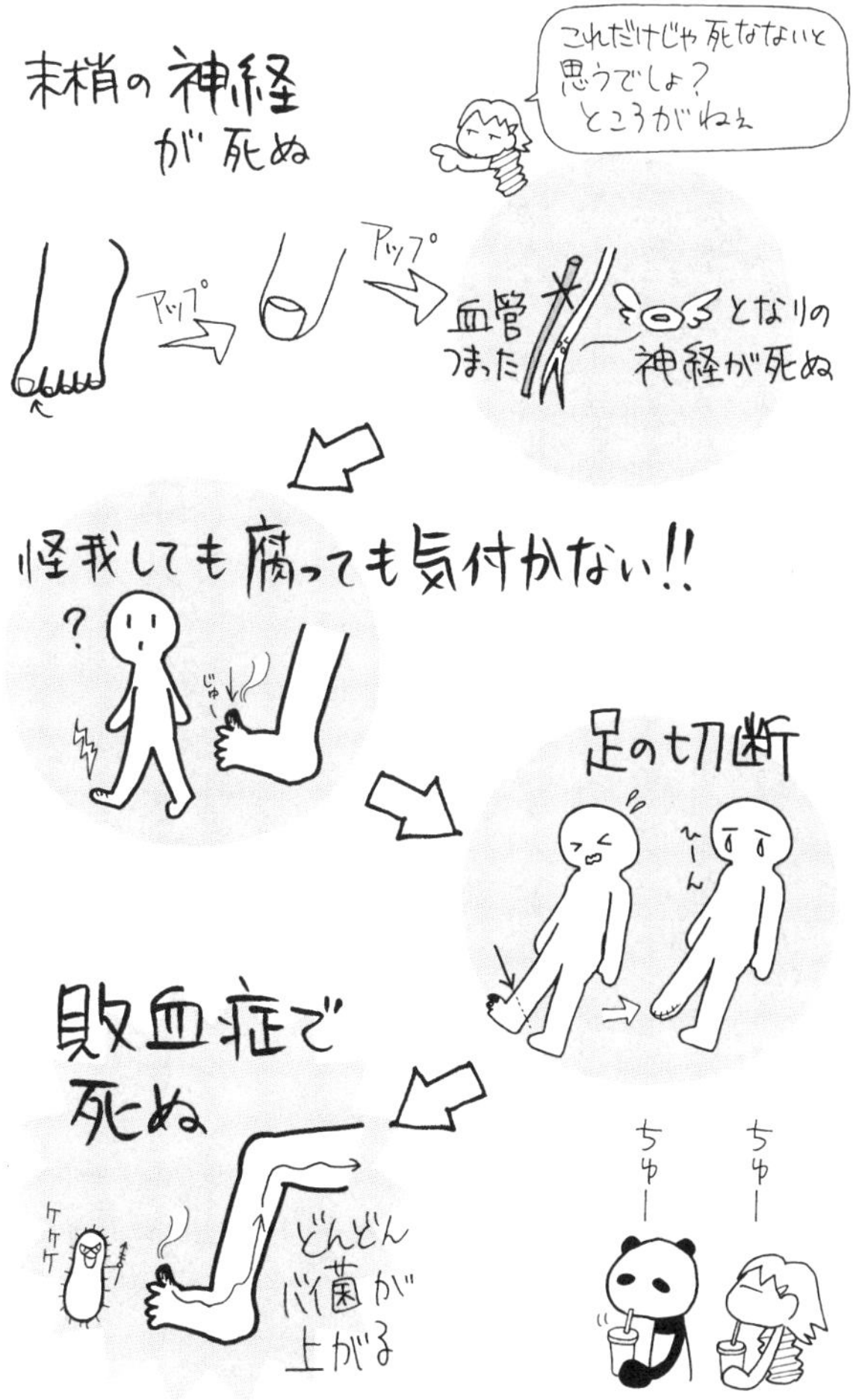
末梢の神経が死ぬ
これだけじゃ死なないと思うでしょ？ところがねぇ
アップ
アップ
血管つまった
となりの神経が死ぬ
怪我しても腐っても気付かない!!
？
じゅー
足の切断
ひーん
敗血症で死ぬ
ケケケ
どんどんバ菌が上がる
ちゅー
ちゅー

脂質異常症――「脂質でドロドロ」血液になると……

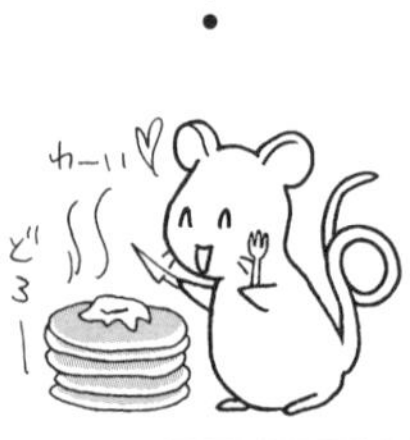

血液の中の脂質、つまり**油分の量**がおかしい状態を**「脂質異常症」**といいます。

2007年に高脂《こうし》血症《けっしょう》から改名されました。生活習慣病として問題になるのは、血液中の脂質がやたらと多いときです。「パイプにバターがつまっちゃう!!」ようなイメージです（本当に食べたバターがつまるんじゃないですよー。バターみたいな脂肪のかたまりってことよ）。

太い血管の壁にバターがつくと、パイプが硬くなって血圧が上がる（高血圧）。

もしくは、かたまりがはがれて飛んで、脳でつまる（脳梗塞）。

細い血管の壁にバターがつくと、その血管がつまって、その先の臓器が死ぬ。

（ん？　なんかどっかで見た流れじゃね？）

◯生活習慣病は「仲良く一緒に」やってくる

そう、これらの生活習慣病

(1)高血圧
(2)糖尿病
(3)脂質異常症

は仲良しです。たいてい、

仲良く一緒にやってきます。

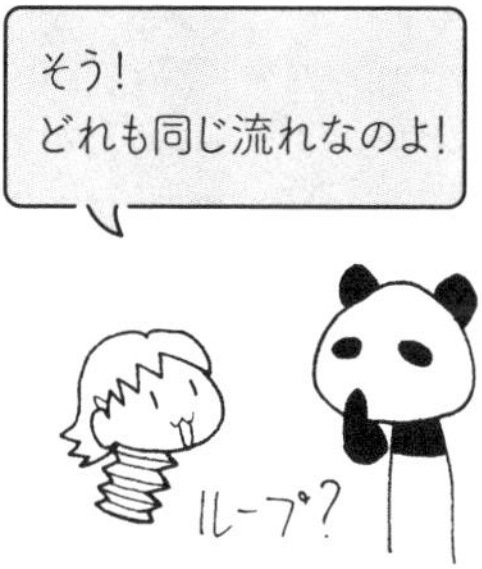

どれか1つを発症している場合、その病気自体が問題になるわけではなくて、

40代でどれか1つにかかった

←

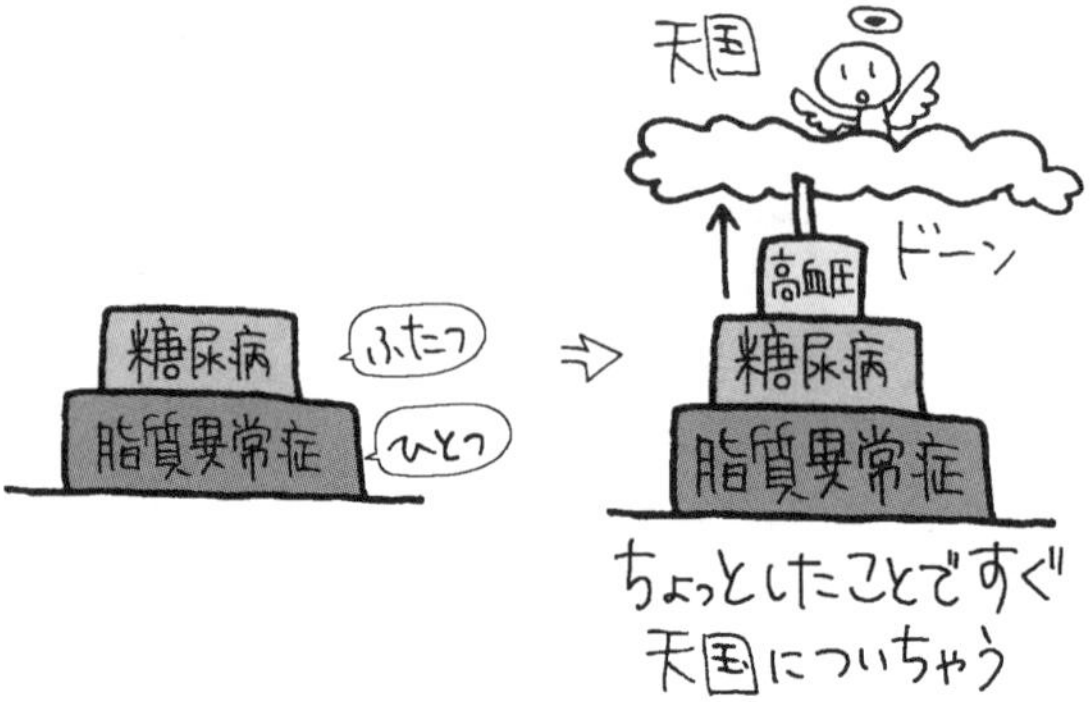

50代でもう1つにかかる
←60代でさらに1つかかる
←**3つまとめて血管ピンチ!!**というパターンがとても多いのだ。

合わせ技で一本になるのです。

3つまとめて血管ピンチ!!の状態だと、ちょっと暑いとか、ちょっと脱水とか、ちょっと入浴中に血圧上がったとか……**ちょっとしたことで、すぐに天国についちゃう**のです。

痛風――死なないかもしれないけど「死ぬほど痛い」!!

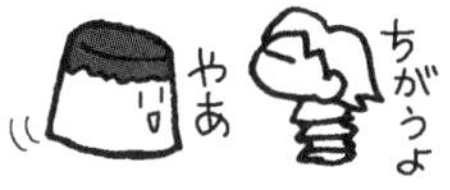

「痛風（高尿酸血症）でなぜ死ぬのか」……という文を同じノリで書こうとしましたが、あれ？　あんま死なねーな。

実は、痛風が直接の死因につながることって、あんまりありません。

痛風に関係するのが**「プリン体」**。これは、甘くてプルプルでおいしいアレとはまったく関係なくて、エビやカニやレバー、煮干しやビールなどに含まれるものです。

尿酸っていうのは、プリン体が肝臓で分解されて生じる老廃物のこと。プリン体をたくさんとって、血液中に尿酸が多くなって、尿酸のかたまり（結晶）ができてしまう、というのが**「痛風」**です。

◎ 尿酸の結晶はウニみたいにトゲトゲしてる

尿酸の結晶は、ウニみたいにトゲトゲしていています。トゲトゲだから、つまった場所が**とにかく痛い**です。

関節にくっつくと、すげぇ痛くて、これが**「痛風発作」**です。尿管でつまると、これまたすげぇ痛くて、これが**「尿管結石」**です。

この2つが頻繁に起きて困ってる場合は、尿酸値を下げる薬を飲むことを検討します。発作がなく、ただ血液中の尿酸値が単独で高い場合は、薬を飲まずに食事の指導（プリン体の多いものはガバガバ食べないで！　少し控えてね！）ですむことが多いです。

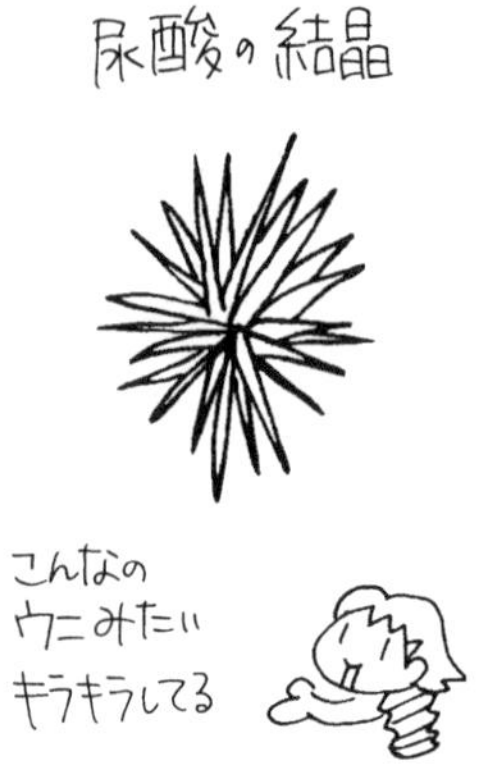
尿酸の結晶
こんなの
ウニみたい
キラキラしてる

なぜ「健診の基準値」は年々厳しくなってる？

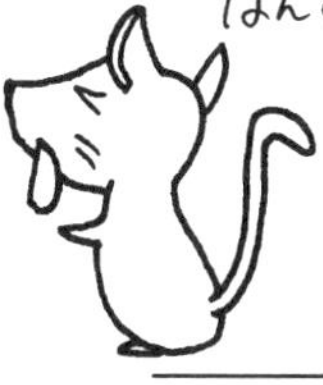

「健診でひっかかっちゃった……」

おやおや、そりゃ心配ですね。

どの健診にも**「基準値」**といわれる数字があります。それらの上下どちらかだけでもひっかかると、機械的に健診でひっかけられます。

でもねぇ。

最近どんどん基準が厳しくなってるんだよねぇ。数字は変わってないのに、去年は大丈夫だったけど今年からひっかかった、みたいなことがたびたび起こるのです。

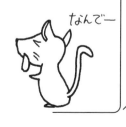

高血圧の基準値

■診察室での血圧(mmHg)

正常血圧	<120	かつ	<80
正常高値血圧	120〜129	かつ	<80
高値血圧	130〜139	かつ/または	85〜89
I度高血圧	140〜159	かつ/または	90〜99
II度高血圧	160〜179	かつ/または	100〜109
III度高血圧	≧180	または	≧110
(孤立性)収縮期高血圧	≧140	かつ	<90

■家庭での血圧(mmHg)

正常血圧	<115	かつ	<75
正常高値血圧	115〜124	かつ	<75
高値血圧	125〜134	かつ/または	75〜84
I度高血圧	135〜144	かつ/または	85〜89
II度高血圧	145〜159	かつ/または	90〜99
III度高血圧	≧160	または	≧100
(孤立性)収縮期高血圧	≧135	かつ	<85

『高血圧治療ガイドライン 2019』より

糖尿病の基準値

1）　空腹時血糖126mg/dL以上
2）　75gのブドウ糖を飲み2時間後の血糖200mg/dL以上
3）　随時血糖200mg/dL以上
4）　HbA1c 6.5％以上

⇒1）〜4）のいずれかが確認されれば「糖尿病型」と判定。

⇒「糖尿病型」を2回確認する（そのうち1回は必ず血糖値で確認する）ことにより「糖尿病」と診断。

※1回「糖尿病型」と判定され、かつ口渇《こうかつ》や多飲、多尿など糖尿病の典型症状や糖尿病性網膜症がみられる場合も「糖尿病」と診断していい

※過去に「糖尿病型」と診断された証拠がある場合も、1回の「糖尿病型」の判定で「糖尿病」と診断していい

『糖尿病診療ガイドライン 2019』より

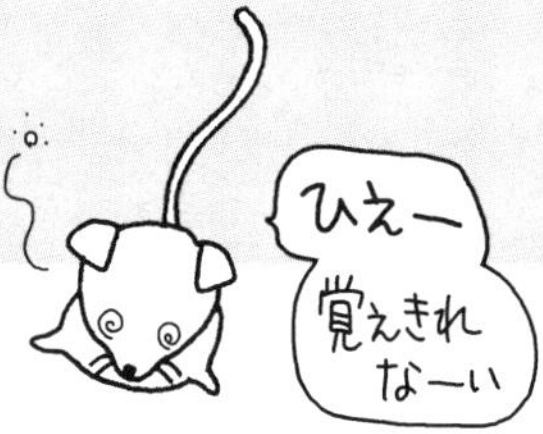

脂質異常症の基準値

■LDLコレステロール

140mg/dL以上　　　＝高LDLコレステロール血症
120〜139mg/dL　　＝境界域高LDLコレステロール血症

■HDLコレステロール

40mg/dL未満　　　＝低HDLコレステロール血症

■トリグリセライド（中性脂肪）

150mg/dL以上（空腹時）または175mg/dL以上（随時）
＝高トリグリセライド血症

■non-HDLコレステロール

170mg/dL以上　　　＝高non-HDLコレステロール血症
150〜169mg/dL　　＝境界域高non-HDLコレステロール血症

『動脈硬化性疾患予防ガイドライン 2022 年版』より

◯「若いころから教育したい」&「医療費を減らしたい」

健診の基準が厳しくなっているのには、いくつか理由があります。

まず、生活習慣病は急になるもんじゃないから。10年かけて我々を殺しにきます。

つまり!!

若いころからの教育が大切だということ。

だから、なるべく早く自覚させて摂生させたい。結果的に

医療費を減らしたい!!

と、厚生労働省のお役人さんは考えているわけです。それ自体は正しい。

さらに、より多くの人が、病院に来てくれます。やった!! お医者さんにとってもばんばんざい!! 医者も厚労省も製薬会社も患者さんも、WIN―WIN―WIN―WI

N－WINだ！　やったね!!　……という方針のなか、日本とアメリカは、とにかく今、基準を厳しくしています。

でも、基準が厳しすぎることによるマイナス面もある。たとえば、目標が高くなりすぎて実現しにくく、かえって**本物の生活習慣病の人のやる気をそぐ**ことになります。

また、ヨーロッパでは、「前高血圧の人が高血圧になるリスクが高いとは限らない」といわれています。脂質異常症も、コレステロールが高いからといって実は死亡率が高いとは限らないのです（むしろコレステロールを薬で下げた人たちのほうが寿命が短いなんていうデータもある）。

つまり、基準を厳しくしすぎたせいで、**ほっておいていい正常の人まで病人扱いしちゃう**可能性があるわけです。不安を無駄にあおる側面もあります。

そうやって「病気の人」が増えると、薬が売れる。本当は必要ないかもしれないおくすりもたくさん処方されることになるよ!!　すると、**製薬会社はうはうはじゃーーーっ!!**……じゃなくって、むしろそれはそれで

医療費がかさんで困るんじゃあ。

日本は国民皆保険だから7割は税金なのよ……。患者さんだって、3割ぶんのお金を支払わされるわけですし、病院行くと一日つぶれるし。簡単なことじゃありません。

ねじ子は、

厳しくすりゃあいいってもんじゃない

と思ってます。**現実的な目標**を設定しましょう。もちろん啓蒙《けいもう》は大切だけど、今の基準じゃあ、

1億2000万人総高血圧王国で、

1億2000万人総糖尿病王国で、

1億2000万人総脂質異常症王国で、

1億2000万人総ダイエット王国になっちゃうよー。

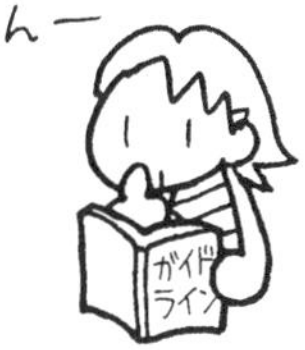

日本独自の基準

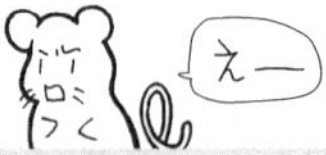
えー

●脂質異常
中性脂肪　150mg/dL以上
HDLコレステロール
40mg/dL未満
のいずれかまたは両方

●腹囲（へそまわり）
男性　85cm 以上
女性　90cm 以上

●血糖
空腹時血糖値　110mg/dL
以上

●血圧
最高（収縮期）血圧
130mmHg以上
最低（拡張期）血圧
85mmHg以上の
いずれかまたは両方

→腹囲プラス、残りの3項目中2項目があてはまると
メタボリックシンドローム

40歳以上の人がみんなひっかかっちゃうーー。厳しくしすぎると「健診でひっかかったけど特にやることなかった」と思われ続けて、逆効果の狼少年状態になってしまいます。

さらに日本は「メタボリックシンドローム」に関する独自の基準もあります。

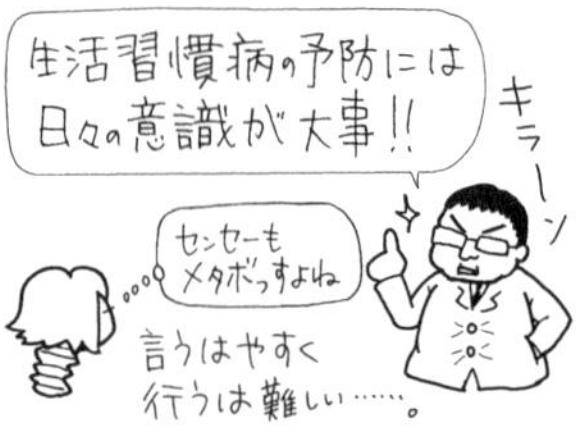
生活習慣病の予防には日々の意識が大事!!
キラーン
センセーもメタボっすよね
言うはやすく行うは難しい……。

こんなに「努力が報われる」病気はない!?

生活習慣を改善することで、生活習慣病は

けっこうはっきり改善します。

こんなに努力が報われる病気はほかにありません。やりがいあるよー！　がんばろう!!

意識するのは「**食事**（エネルギーのＩＮ）」と「**運動**（エネルギーのＯＵＴ）」。

どんな運動がいいの？　とか、どんな食事がいいの？　とか、いろいろ言われますが、答えは、

「わりとなんでもいい」

です。

大事なのは、生活習慣病というのは**ゆっくりとした攻撃**なので、ゆっくりとした防御で対抗しなければいけないということ。**急な運動や急なダイエットは体にとって負担なだけ**です。

「意識高く」よりも「行動をルール化」

「生活習慣病の予防には、日々の意識が大事!!」と、お偉いさんは言います。その通りですが……うーん、それって大変だよ。日々の意識を維持するよりも、

食事
- **大盛無料じゃないお店に行く**
- **自分のお茶碗のサイズを小さいものにする**

・食事は野菜から食べるようにする
・お菓子を買いおきしない
……などなど

運動

・昼ごはんは少し遠くのお店まで歩いて行く
・朝1駅ぶん歩いて交通費を浮かす
・有名なマラソンの大会に申し込んじゃう
・スポーツの習い事をする
・ジムを予約しちゃう
……などなど

「意識」じゃなくて「行動」をルール化しましょう。

誰でも大変なのよ。毎日気を付け続けるなんて。

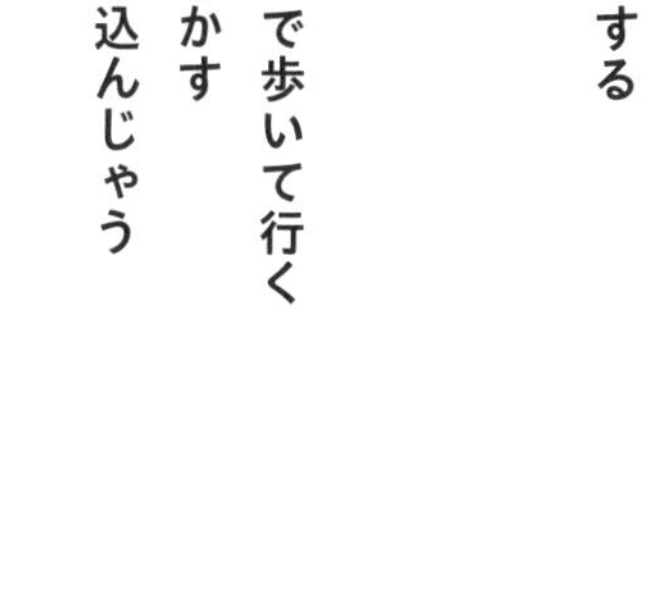

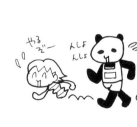

「自分で道路走るからいいよ……」「市民プールで泳いだほうが安いし……」それが続けられる精神力のある人はもともと太らんのです!!（自戒をふくむ）

だからこそ、意識しなくても**「意識したのと同じ行動になるようなシステム」**をつくるのだ。スポーツクラブにわざわざお金を払うのもそういう意味ですよね。

喫煙で「体のあらゆる部位」がスピード老化！

たばこは、あらゆる病気の源です。若いうちはもともとが元気なのでたばこを吸ってもはっきり変化は出ませんが、まぁ簡単にいうと体のあらゆる部位が

早く老化します。

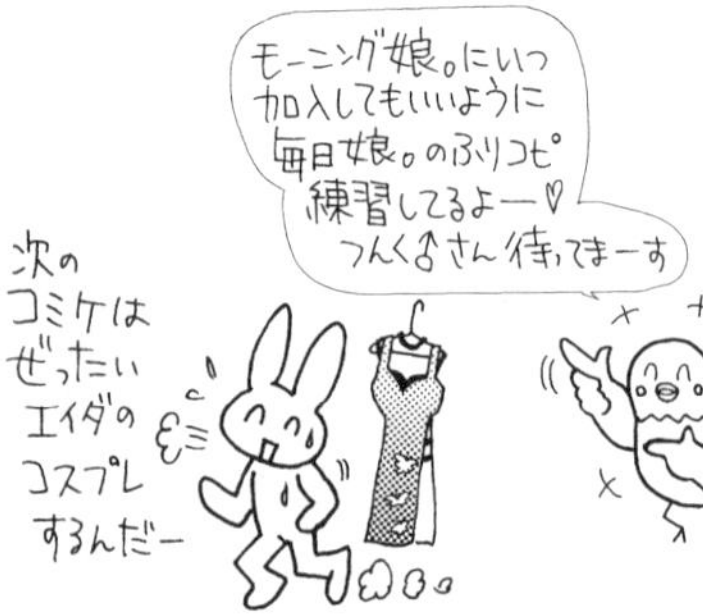
モーニング娘。にいつ加入してもいいように毎日娘。のふりコピ練習してるよー♡ つんく♂さん待ってまーす
次のコミケはぜったいエイダのコスプレするんだー

たばこを吸いながらほかのなんらかの健康法をするのって、大木を流しながら小枝を集めるようなものです。たばこがやめられないのはニコチン中毒なので、気合いだけでやめられるものではありません。自力でやめられなくても弱い人間というわけではないので、禁煙外来に相談しましょう。

ちなみに**糖尿病＋喫煙のコンボ**はドラだけで「数え役満」です。役がついたらアナタの人生はハコテンになってしまいます。

まぁ、肺がんになっても心筋梗塞になっても、たばこをやめない患者さんもいます。それもまた人生かな。

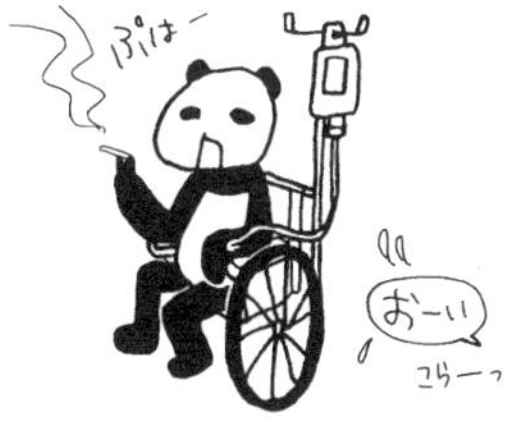

BMI

=体重÷身長÷身長
(kg) (m)《メートル》 (m)《メートル》

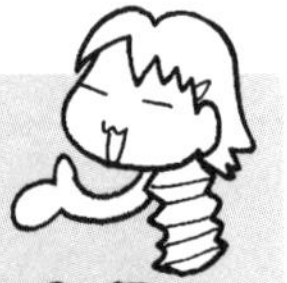

身長160cm BMI=22の理想の体重は
(理想の体重)÷1.6÷1.6=22 つまり
(理想の体重)=22×1.6×1.6=56.32kg
これが理想。

◯BMIは「22」(ちょいポチャ)くらいが一番健康

自分の体重（kg）を、自分の身長（m）で2回割ったものを「BMI」といいます。

たとえば、体重60kg、身長160cmの人のBMIは、60÷1・6÷1・6≒23・44です。

このBMIの数字は「22」が理想です。「22」が一番寿命が長いといわれています。やせすぎも太りすぎもダメ。

ちなみにさっきの例でいうと、身長

１６０㎝の場合、ＢＭＩが22になる体重は56・32kgです。つまり、身長１６０㎝の人は、56・32kgが理想なのです。

日本の今のファッション業界の基準でいえば、**「ちょいポチャ」くらいが一番の健康体**になります。

いわゆるファッションモデルの人たちは、医学的には「やせすぎ」です。決して健康によくありません（みんな、だまされちゃダメだよー）。

「間違った美の認識を女性たちにうえつけて、拒食症患者を増やすおそれがある」として、イタリアとスペインではＢＭＩ18以下のモデルを出演禁止にしています。拒食症で死ぬモデルさんもいますしね。

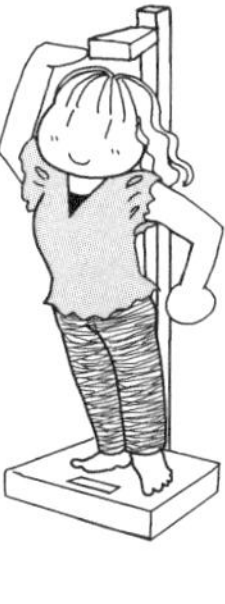

Column

「生活習慣病のおくすり」はいつ飲みはじめる？

たとえば、血圧が少しだけ高く、健診でひっかかった人がいます。1年かけてダイエットと運動をして、体重を10kg落としたら血圧も正常値になりました！　やった！

同じく、初めて血糖値が健診でひっかかった人がいます。食事のときに野菜を先に食べて、ごはんの量を少し減らして食後に運動するようにしたら、翌年の健康診断の数字はぐっとよくなりました。ナイス！

こういう例はたくさんあります。**健診でひっかかった人に、食事の指導をし、運動をすすめることによって、翌年の検査で改善できる方はたくさんいます。**それを続けることができれば、10年、20年後の病気を減らすことができる！　やったあ！

……というわけで、生活習慣病の基準値がどんどん厳しくなっている傾向は、こういう人を1人でも増やすためにあります。たぶん。

その一方で、どんなに努力してもあまり数字が変わらない、よくならない方もいます。「きちんと野菜をとっています。脂質も控えています。運動もしています。体重も平均的です。たばこも吸ってません」という状態でも、健診の数値が改善しないこともたくさんあります。こればかりは**体質の問題**なので、しかたありません。

こういう場合は、**「頑張っているからこそ、このくらいで踏みとどまっているんです。**決して無駄ではありませんよ！」と伝えることにしています。

また、「実は間食におやつをたくさん食べている」「糖分が多いと知らずに市販の飲み物を飲んでいる」などのパターンもあります。

そこらへんはきちんと聞き出して、「間食はしてもいいけど、カロリーが少なくて食物繊維の多いものにしましょう」「口寂しいなら無糖のガムをかむとか」「市販のコーヒー牛乳は砂糖がたくさん入ってますよ！　コンビニで無糖カフェオレが売ってますから、そっちにしません？」など、**患者さんが受け入れやすい現実的なプラン**を一緒に考えることになります。

高血圧や糖尿病、脂質異常症でおくすりを始めるのは、だいたい以下のような場合です。

・生命にかかわりがあるほど数値が悪い場合
・心筋梗塞や脳梗塞や臓器障害など、すでになんらかの症状が出ている場合
・2つ以上の生活習慣病が合併している場合（リスクが高くなるんでしたね！）
・生活習慣を変えても数値が改善しない場合
・いろいろな事情でどうしても生活習慣を変えられない場合

こんなとき、「じゃあおくすりの内服を始めてみますか」という段取りになります（詳しくは一つひとつガイドラインがありますが、ガイドラインもだいたいこん

な考えのもとにつくられています）。

「薬の内服を始めたら終わりだ。一生飲み続けないといけない」という絶望感に駆られる方もたまに見かけますが、そんなことはありません。初期であれば、生活改善によって数値がよくなり、おくすりの量を減らしたり、なくしたりできることもたくさんあります。

逆に、薬を飲んで数値がよくなったらすぐに油断して「おくすりってすげぇ！これでいっぱい食べられるよ！」となっちゃう方もいます。もちろんすぐにもとに戻るし、なんならさらに悪化していきます。**結局おくすりがあろうがなかろうが、最後は自分次第**なんですネ。

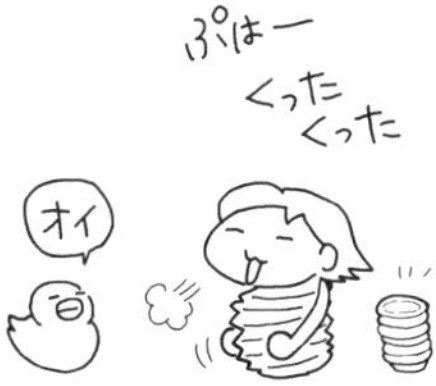

生活習慣病は「生活習慣のせい」とは限らない

ここまで読んだ皆さんなら、もうおわかりでしょうが、**「生活習慣病」という名前の病気はありません**。医療費を削減したい……おっと違った、国民の健康を守るために、行政が率先してつくり出した概念です。

もともとは、高血圧や糖尿病などは「成人病」と呼ばれていました。「成人病」という言葉も厚生省（現：厚生労働省）が1955年ごろから使いだしたものです。40歳以上から徐々に増え始める脳血管障害・悪性腫瘍・心疾患・糖尿病・痛風などの慢性疾患をひっくるめて「成人病」と命名しました。

そもそも成人ってのは20歳以上のことなのに（現在は18歳になりましたね）、実際の発症は40歳以降が多いこと、ペットボトル飲料を絶えず飲んでいる肥満の子どもが糖尿病になるケースが増加したこと、加齢による避けられない変化ではなく、生活習慣によって改善できる病気であることなどから、名称見直しの動きが出てきました。

そして1997年ごろ、厚生省は「成人病」から「生活習慣病」へと名前を変え、啓発のキャンペーンをはりました。**「生活習慣病は加齢による避けられない変化ではない！　生活習慣によって予防・改善できるんだ‼」**というものです。

「自業自得でしょ」というイメージは間違ってる？

結果、高血圧・糖尿病・脂質異常症は非常に有名な病気になり、生活習慣改善の意識は一気に高まりました。とてもいいことです。でも、生活習慣病という名称が有名になったせいで、「すべての生活習慣病は生活習慣のせいで起こる」というイメージも生まれてしまいました。これは誤解です。

たとえば、何らかのきっかけでインスリンをつくっている細胞を自分の免疫が攻撃することによって、突然、糖尿病を発症してしまうことがあります。「1型糖尿病」といわれる病気で、小児にもよく発生します（私がこれまでこの本で説明してきた糖尿病は、正確には「2型糖尿病」と呼ばれるやつです）。

妊娠をきっかけにして糖尿病を発症してしまうこともあり、これを「妊娠糖尿病」といいます。生まれつきコレステロールの値が非常に高くなってしまう「家族性高コレステロール血症」という病気もあります。

これらの病気を「生活習慣病なんだから、不摂生だったんでしょ。自業自得」というようなイメージで語るのは間違っていますし、あまりに気の毒です。

生活習慣がすごくよくても、年齢が若くても、高血圧や糖尿病や脂質異常症になってしまうことはあるのです。誤解なきようにお願いします。

決定的なできごと
（心筋梗塞とか、脳出血とか）が
起こる前に対策をしよう!!

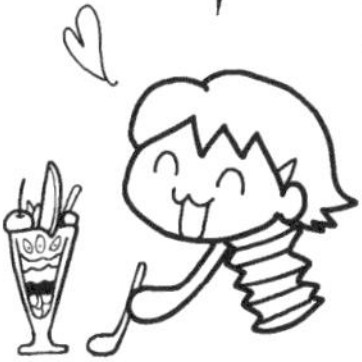

パフェってパーフェクトだから
パフェって言うんだよー
あー確かに
パーフェクトだわー♡

感染症その①細菌のまとめ

抗生物質（だけ）はちゃんと飲めやー!! それが君のため！

そして**人類のため**!!

細菌なめたらあかんぜよ!!（風邪で乱用処方されるのもいかんよネ……）

感染症その②ウィルスのまとめ

ウィルスはかかっちゃったら、もう現代医学では完全には倒せない。自分の免疫力で治そう！ 頑張れ！

ごく一部、薬が効くウィルスもあります。飲みましょう。それでもウィルスをゼロにすることは難しいんだけどね。

ワクチンのあるものは打ちましょう。**今のところ一番効きます。**効果的です。

実はウィルスとの共生も一つの目標です。

がんのまとめ

がん細胞は**おかしくなった自分**です。だからこそ排除がむずかしいのです。

生活習慣病のまとめ

日本は狭い島国です。とれる作物も少ない。有史以来、飢えに強いＤＮＡを持つ人たちが生き残ってきました。江戸時代までは。

しかし!! 今は放っておいても**油や砂糖やバター**をたくさん食べてしまう時代です。人間そんなに早く進化できません。

食べすぎには気を付けましょう。

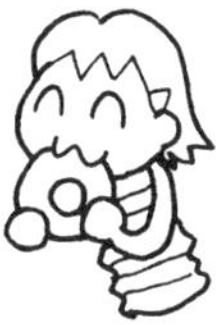

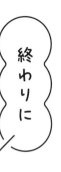

終わりに

私は昔、なぜ人ががんで死ぬのか、ずっと不思議だった。医学部に受かって、医学生になって、6年間医学を勉強しても、それはわからなかった。

なぜ、人はがんで死ぬのか。
なぜ、がんで死なない人もいるのか。

「がんが見つかって、治療して、それでもがんで死んでいく人を1人診《み》ないと、それはわからないよ」と、そのとき医学部で授業をしていた偉い先生に言われた。

……私にはさっぱりわからなかった。

しかし、それはその通りだった。

元気そのものだった人にガンが見つかって、いろいろ治療して、でもダメで、元気そのものだったのにいつのまにか弱って、がんで死んでいく人を、1人この目で見ることで、私は「なぜがんで人は死んでいくのか」、突きつめれば「なぜ人は病気で死んでいくのか」を突然に急速に理解した。

これだけ医学が進歩しても、どれだけ医学が発展しても、人は死んでいく。

がんの治療法も、インフルエンザの治療法も「見つかった」と言われ続けているのに、がんでもインフルエンザでも人は死ぬ。それが不思議だった。

現代は、人が病院の中で死んでいく時代だ。

家では死なない。街中では死なない。

「死体」は、どこにもない。

インターネットの画像でしか、見ることができない。

「病気」や「死」は病院のコンクリートの中に閉じ込められ、世の中はまるで病も死もないかのように、明るく華やかで若々しいもので埋めつくされている。

でも、「死」はなくなったわけじゃない。ある日突然、自分や家族の目の前に、「病気」や「死」が突きつけられる。

それはかえって恐ろしいことだと私は思う。


私は子どものころからもっときちんと知りたい、と思っていた。

だからこそ、この本を書きました。

人がなぜ病気になり、時によって不幸にも命を落としてしまうのか。わかりやすくかつ面白く書けていたらいいなぁと思います。

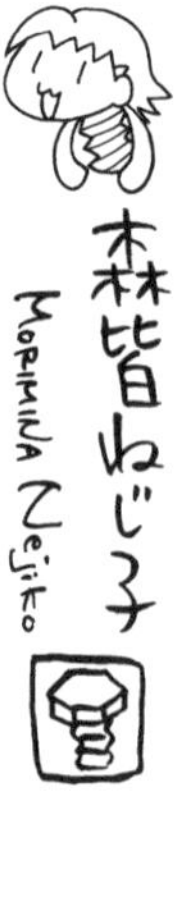

参考文献

『司馬遼太郎全講演［4］』司馬遼太郎（朝日新聞社）
『Disease　人類を襲った30の病魔』Mary Dobson著、小林力訳（医学書院）
『人口から読む日本の歴史』鬼頭宏（講談社）
『医者が末期がん患者になってわかったこと』岩田隆信（中経出版）
『寿命の限界をさぐる』菱沼従尹（東洋経済新報社）
『フシギな寄生虫』藤田紘一郎（日本実業出版社）
『病院で死ぬということ』山崎章郎、『医者が癌にかかったとき』竹中文良（以上、文藝春秋）
『人類学講座　11　人口』小林和正（雄山閣）
「厚生労働省　第23回生命表（完全生命表）」
https://www.mhlw.go.jp/toukei/saikin/hw/life/23th/dl/23th-02.pdf
「泌尿器科専門医　ドクター尾上の医療ブログ」
http://www.dr-onoe.com/post_284.html
「ニューズウィーク日本版」
https://www.newsweekjapan.jp/stories/world/2018/03/post-9848.php

「Forbes JAPAN」
https://forbesjapan.com/articles/detail/48320
「ユーロサーベイランス誌　症例報告」
https://www.eurosurveillance.org/content/10.2807/1560-7917.ES.2022.27.24.2200455
「UNAIDS ファクトシート２０２２」
https://api-net.jfap.or.jp/status/world/pdf/factsheet2022.pdf
「日本高血圧学会　高血圧治療ガイドライン２０１９」
https://www.jpnsh.jp/data/jsh2019/JSH2019_noprint.pdf
「日本糖尿病学会　糖尿病診療ガイドライン２０１９」
http://www.fa.kyorin.co.jp/jds/uploads/gl/GL2019-01.pdf
「日本動脈硬化学会　動脈硬化性疾患予防ガイドライン２０２２年版」
https://www.j-athero.org/jp/wp-content/uploads/publications/pdf/GL2022_s/02_230210.pdf

本書は、主婦と生活社より刊行された『人が病気で死ぬワケを考えてみた』を、文庫収録にあたり加筆・改筆・再編集のうえ、改題したものです。

ねじ子《こ》の人《ひと》が病気《びょうき》で死《し》ぬワケを考《かんが》えてみた

著者　森皆ねじ子（もりみな・ねじこ）
発行者　押鐘太陽
発行所　株式会社三笠書房
〒102-0072 東京都千代田区飯田橋3-3-1
電話　03-5226-5734（営業部） 03-5226-5731（編集部）
https://www.mikasashobo.co.jp
印刷　誠宏印刷
製本　ナショナル製本

 ISBN978-4-8379-3060-0 C0147

王様文庫

王様文庫

面白すぎて時間を忘れる雑草のふしぎ

稲垣栄洋

みちくさ研究家の大学教授が教える雑草たちのしたたか&ユーモラスな暮らしぶり。どんな雑草もボ〜ッと生えてるわけじゃない！ ◎「刈られるほど元気」になる奇妙な進化 ◎「上に伸びる」だけが能じゃない ◎甘い蜜、きれいな花には「裏」がある…足元に広がる「知的なたくらみ」

面白すぎて時間を忘れる人間心理のふしぎ現象

内藤誼人

この「心のバイアス」に気づいてる？ 【バーナム効果】占いがなぜか「ズバリ当たる」ワケ 【ピグマリオン効果】「期待される人」ほど成果が出る 【確証バイアス】「思い込み」はひたすら強化される……行動・判断の裏に隠された心理とは？ つい、誰かに話したくなる「心のしくみ」を大紹介！

週末朝活

池田千恵

「なんでもできる朝」って、こんなにおもしろい！ ○「朝一番のカフェ」の最高活用法 ○今まで感じたことがない「リフレッシュ」 ○「できたらいいな」リスト……週末なら、時間も行動も、もっと自由に組み立てられる。心と体に「余白」が生まれる59の提案。

K30637